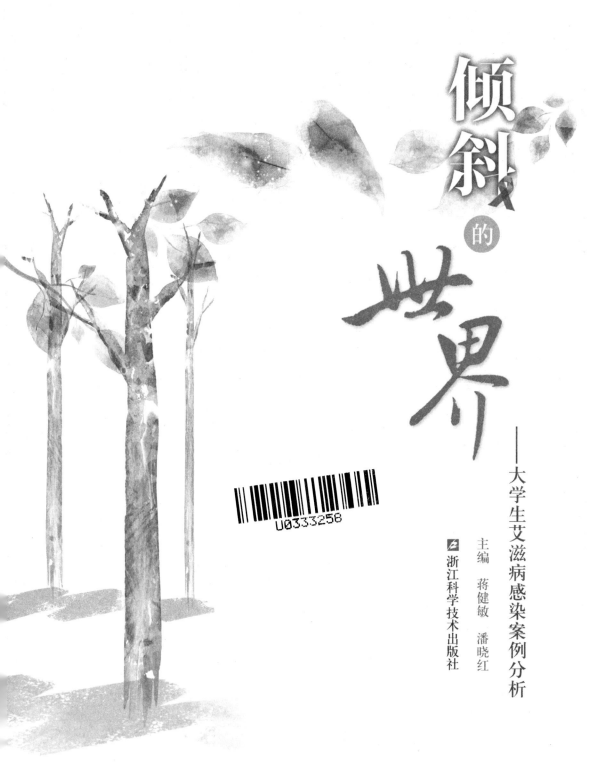

倾斜的世界

的

世界

——大学生艾滋病感染案例分析

U0333258

主编　蒋健敏　潘晓红

浙江科学技术出版社

图书在版编目（CIP）数据

倾斜的世界：大学生艾滋病感染案例分析 / 蒋健敏,潘晓红
主编. — 杭州：浙江科学技术出版社，2017.5（2021.12重印）
ISBN 978-7-5341-7524-4

Ⅰ.①倾⋯ Ⅱ.①蒋⋯ ②潘⋯ Ⅲ.①大学生–获得性免
疫缺陷综合征–防治–案例 Ⅳ.①R512.91

中国版本图书馆 CIP 数据核字（2017）第 059596 号

书　　名　倾斜的世界——大学生艾滋病感染案例分析
主　　编　蒋健敏　潘晓红

出版发行　**浙江科学技术出版社**
　　　　　杭州市体育场路 347 号　邮政编码：310006
　　　　　办公室电话：0571-85176593
　　　　　销售部电话：0571-85062597
　　　　　网　　址：www.zkpress.com
　　　　　E-mail：zkpress@zkpress.com

排　　版　杭州兴邦电子印务有限公司
印　　刷　浙江新华印刷技术有限公司

开　　本　710×1000　1/16　　　印　张　8
字　　数　107 000
版　　次　2017 年 5 月第 1 版　　印　次　2021 年 12 月第 4 次印刷
书　　号　ISBN 978-7-5341-7524-4　定　价　20.00 元

责任编辑　王　群　　　　　　**责任校对**　马　融
责任美编　金　晖　　　　　　**责任印务**　田　文
特约编辑　胡燕飞

《倾斜的世界——大学生艾滋病感染案例分析》
编委会

序一

艾滋病是严重危害人体健康的重大传染病，是全世界面临的重大公共卫生问题和社会问题。截至2015年年底，我国报告现存活艾滋病病毒感染者和病人为57.7万例，报告病例数呈逐年上升趋势，艾滋病正从高危人群向一般人群蔓延。2015年新报告病例中，94.5%为经性途径传播，男男同性性行为传播占28.2%。党中央、国务院高度重视艾滋病防治工作，将其作为关系国家经济发展、社会稳定、国家安全和民族兴衰的战略问题纳入政府工作的重要议事日程。国务院先后制定下发了我国预防与控制艾滋病中长期规划、遏制与防治艾滋病行动计划，颁布实施了《艾滋病防治条例》。习近平总书记、李克强总理等党和国家领导人多次考察艾滋病防治工作，看望艾滋病病人、医护人员和志愿者，并做出一系列重要指示和批示，要求各级党委和政府务必以对国家、对民族、对人民高度负责的精神，加大艾滋病防治工作力度，努力确保人民群众身体健康，展现了我国政府遏制艾滋病流行的坚强决心。

近年来，我国青年学生报告感染艾滋病人数上升速度较快，主要以男男同性传播为主，异性传播也占有一定的比例。艾滋病流行与人的行为、社会环境等诸多因素密切相关。随着我国经济社会的不断发展，一方面一些青年学生的性观念比较开放，在性行为上比较放纵；另一方面他们对感染艾滋病的风险认识不清，对预防知识认知不到位，自我保护意识不强，加之当前青年学生性健康教育不足或缺失、艾滋病宣传教育的警示性不够、针对性不强，以及防控手段单一等，都不同程度地对青年学生艾滋病疫情的上升产生了影响。

为应对这一挑战，2015年国家卫生和计划生育委员会、教育部联合下发了《关于建立疫情通报制度进一步加强学校艾滋病防控工作的通知》，要求各地卫生和计划生育委员会、教育行政部门和各类学校，健全学校预防艾滋病教育工作机制，建立艾滋病疫情通报制度和定期工作会商机制；切实落实各项学校预防艾滋病教育措施，提高学校预防艾滋病教育工作的覆盖面和针对性；加强艾滋病自愿咨询检测和行为干预；强化学校艾滋病防控工作保障措施。国家卫生和计划生育委员会、教育部联合启动了全国高等学校艾滋病防控工作试点，探索防控实践，同时部署了一系列学校艾滋病防控任务，推进防控工作深入开展。

《倾斜的世界——大学生艾滋病感染案例分析》一书凝聚了浙江省各级疾病预防控制专业人员的智慧和心血，他们结合日常工作，在大学生感染者朋友的支持下，撰写了一则则发人深思的真实故事。该书以大学生艾滋病感染者为视角，以其感染艾滋病的亲身经历和内心变化为主要内容，将艾滋病的主要传播途径、危险行为、防治知识、危害性及预防措施，包括安全套的使用、自愿咨询检测、免费抗病毒治疗等国家艾滋病防治政策和信息，以感染者本人叙述、与医护人员的咨询交流、科学链接等方式展现出来，内容丰富，情节震撼，具有很强的可读性和穿透力。

相信本书不仅为从事青年学生防"艾"宣传教育和行为干预的疾病预防控制机构的专业人员、各类高等院校的教师们呈现了第一手防"艾"案例信息，使他们更深入地了解大学生艾滋病病毒感染者和病人的感染经历和心路历程，支持他们更有针对性地开展宣传教育和行为干预，普及艾滋病防治知识，而且也将帮助高校大学生身临其境地了解到艾滋病问题离校园并不遥远，有助于他们更好地认识艾滋病，掌握防治知识，增强防范意识，提高对艾滋病的识别能力和有效应对感染艾滋病风险的能力，同时也将进一步激发大学生积极主动地投身于艾滋病防治的社会责任感和志愿精神。

国务院艾滋病防治工作委员会办公室主任助理
中国疾病预防控制中心性病艾滋病预防控制中心党委书记
2016 年 12 月

序二

  在浙江省委、省政府的领导下，浙江各地认真贯彻落实国家艾滋病防治法律法规和政策精神，加强队伍建设，加大经费投入，推进工作力度，全面落实各项防治措施，艾滋病的防治工作取得了明显成效，我省艾滋病疫情总体处于低流行水平。但艾滋病防治工作仍然面临挑战，报告感染者人数还在逐年上升，特别是近年来青年学生的艾滋病疫情呈现上升趋势。2015 年报告大学生艾滋病病例约占所有报告病例的 3%。

  学生是祖国的未来、家庭的希望，尤其是大学生，社会和家庭都对他们寄予了厚望，一旦染病，无论是对于他们自己的人生，还是对于家庭和社会都是极大的损失。浙江省委、省政府高度重视学校艾滋病防治工作，2015 年省委主要领导亲自就学校艾滋病防治工作做出批示，浙江省卫生和计划生育委员会、省教育厅下发了《关于进一步加强学校预防艾滋病工作的通知》，要求各地切实落实和完善学校艾滋病预防工作机制，开展多种形式的艾滋病宣传教育活动，提高学生艾滋病防治能力和知识。同时，艾滋病防治专业部门与各地高校紧密合作，开展了一系列防"艾"宣传，使艾滋病防治知识在广大学生中得到了较好的宣传普及。

  为进一步提高艾滋病宣传教育的警示效果，使学生真实感受到艾滋病的危害，切实提高危险意识，学习防范和科学应对的措施，浙江省疾病预防控制部门将防治工作中接触到的部分大学生艾滋病感染者的亲身经历编撰成一个个故事，并进行分析和解读。《倾斜的世界——大学生艾滋病感染案例分析》一书通过对 24 例大学生感染者的典型案例分析，让大家真实地了解到他们是如何感染艾滋病的、他们为何会与艾滋病沾边，以及他们的心路历程和重生经过。这些感染者中有些人是因为防"艾"观念淡薄，缺乏危险意识；有些人是怀着猎奇或是寂寞心理，在交友软件上结识了陌生网友，却不采取自我保护措施，发生了危险的性关系；也有些人是因为追求时尚和刺激的感觉，发生了男男同性之间的高危性行为；更有些人是受到他人的引诱和迷惑，被所谓的关心和呵护失去了理智……这些大学生感染者中既有家庭不幸的自卑男孩，也有衣食无忧的天之骄子；既有异性恋者，也有同性恋和双性恋者，而且他们之中大多数人对艾滋病是有所了解的，但是因为怀着侥幸心理，误认为艾滋病离自己很远。所有这些故事都提示了大学生群体对艾滋病的警惕意识和风险意识的不足。

希望本书可以在高校学生艾滋病宣传教育方面发挥重要作用；也希望更多的大学生从这些真实的案例中得到启发，警示自己采取行动，远离艾滋病的侵害；更希望广大教师和学生家长可以从本书中认识到学生艾滋病疫情形势的严峻和防治工作的时不我待，从而积极推进和参与大学生艾滋病预防工作，成为防"艾"蔓延的生力军。为保护青年学生的健康，让全社会共同行动起来。

浙江省卫生和计划生育委员会副主任
浙江省公共卫生工作委员会办公室主任

2016 年 12 月

前言

艾滋病是一种严重威胁广大人民群众身体健康的慢性传染性疾病。我国自 1985 年首次发现艾滋病病例以来，报告感染者人数逐年上升。据调查，当前艾滋病正从高危人群向普通人群转移，波及人群不断扩大，包括高校学生人群，全国各地近年来报告的感染者人数上升明显。调查数据显示，2011 年到 2015 年，我国 15 ～ 24 岁大中学生艾滋病病毒感染者年均增长率达到 35%(扣除检测增加的因素)，且 65% 的学生感染发生在 18 ～ 22 岁的大学期间。男男性行为是大学生感染艾滋病的主要途径，部分通过异性性行为传播。

当前，包括大学生在内的年青一代处在更开放、便利的性接触环境中，但缺乏对性知识和保护措施的了解，并不真正知道感染艾滋病的严重后果。为了使广大学生能够充分认识艾滋病，明白艾滋病就在身边，提高警惕意识，也为了支持各类高校和各地医疗卫生机构在高校中做好学生预防艾滋病的宣传教育工作，我们组织省内各地疾病预防控制中心（简称疾控中心），将他们在防治工作中接触到的部分大学生艾滋病感染者的亲身经历撰写成一个个小故事。这些故事有的是疾控中心的专业人员根据真实的故事采编的，有的是大学生感染者自己亲自撰写的，它们生动地描述了大学生感染者是如何被感染的，感染后的各种遭遇、自身体会和感受，我们把这些文章编辑整理成一个个片段，让大家了解大学生感染者感染前后真实的内心世界和人生经历。这些故事，让人揪心，催人泪下，使人惋惜，令人深思，惊人醒悟。如果没有艾滋病，这些大学生也许会延续他们原有的生活轨迹，拥有美好而灿烂的人生，然而艾滋病改变了一切。虽然每个大学生感染者感染艾滋病的经历是不同的，但是他们感染艾滋病的事实，无不昭示了艾滋病病毒的无情和残忍，告诉我们生命很脆弱，需要小心翼翼地呵护。

希望通过这些大学生感染者的故事，引起社会和公众对大学生中艾滋病群体的关注，同时也期盼广大学生切实提高艾滋病防治意识，行动起来，积极投身于艾滋病防治工作中。

由于编者水平所限，加之本书编辑时间仓促，虽几经修改，但书中错误和不妥之处仍在所难免，敬请谅解和批评指正。

编　者
2016 年 12 月

目录 ⓜulu

中国疾控中心性病艾滋病预防控制中心的数据显示，2011 年到 2015 年，我国 15 ～ 24 岁大中学生艾滋病病毒感染者年均增长率达到 35%（扣除检测增加的因素）。截至2015 年年底，我国艾滋病病毒感染者和病人总数是 57.7 万，其中学生占 1.6%，可以计算出，有约 9200 名学生感染艾滋病。

　　我们知道，艾滋病病毒在感染者的血液、精液、阴道分泌物、乳汁、伤口渗出液等体液中存在量大，且具有很强的传染性。从最近几年艾滋病疫情的变化来看，通过性行为传播已成为我国艾滋病传播的主要方式。在 15 ～ 24 岁艾滋病病毒感染者中，通过性传播感染艾滋病的占 96%，男男同性传播占 57%。男男同性性行为者成为目前我国受艾滋病威胁最严重的群体，其中年轻、活跃的男同性恋者（简称男同）成为感染的主体。但是通过异性性行为感染艾滋病的情况也不容忽视。

第一章

倾斜的世界

——24 例艾滋病感染者的故事

艾滋病，又称获得性免疫缺陷综合征（AIDS），是一种由人类免疫缺陷病毒（简称 HIV，俗称艾滋病病毒）引起的严重传染病。艾滋病病毒感染者和艾滋病病人是本病的传染源，而 HIV 主要存在于感染者和病人的血液、精液、阴道分泌物、乳汁等体液中，因此性传播、血液传播、母婴传播是艾滋病的主要传播途径。

目前我国新报告病例 90% 以上都是通过性传播引起的。通过性传播引起艾滋病的高危行为包括多性伴行为、男性同性性行为、肛交行为、口交行为、非保护性性行为等。

以下这些大学生染病的案例都是发生在我们身边的真实故事，就让我们走进他们，一起来听听发生在他们身上的故事吧！

女大学生与外籍男友 "艾" 的故事

对于一个大学新生来说，自由，就是我对大学的第一感受。

初、高中，我都一直扮演着乖乖女的角色，认真地听课，按时完成作业，听父母、老师的话，与男生保持该有的距离，即便对某个男生有好感，我也能很好地控制自己。也许是因为一直以来的压抑，当一切得到释放的时候，我爆发得异常激烈。

仅仅大一一年，我就交往了四个男朋友，有同一届的男生，也有献殷勤的学长。要知道，大一的女生是很吃香的，再加上我本身也算中上之姿，身边的男生就更多了。但是，即便如此，该守的底线我依旧守着。

交往几次之后，我觉得恋爱也就是这么一回事，于是大二的我重新沉寂下来，开始专心致志地读书。俗话说："书中自有黄金屋，书中自有颜如玉。"我就这么和我的"颜如玉"不期而遇了。

那是大二上学期的期末，我在图书馆里复习，不久旁边坐了一个留学生，因为我临时有事要走开半小时左右，就拜托他帮忙照看一下电脑，然后，我们就认识了，互相交换了联系方式。他有一个和电影《泰坦尼克号》男主角一样的名字"Jack"。刚开始，我也只是把他当作普通朋友相处，并没有想过要进一步发展。他的中文很不错，在交流上完全没有问题，熟悉了之后，我们会约上相互的朋友出去玩。外国的男生的确比很多国内的男生来得更绅士，相处下来，我感觉很好，当他向我表白的时候，我就很爽快地接受了。

在一起之后，他对我更加照顾，让我感觉很温馨。我曾经问过他，你们那边不是都特别讲究男女平等吗？他笑着对我眨眨眼睛说，入乡随俗，而且你值得我这么做。即便知道这是甜言蜜语，可那一刻我依然觉得自己是这个世界上最幸福的人。和他在一起的日子，我的虚荣心也得到了极大的满足，因为他长得很帅，又是外国人。我们在一起的时候，周围的女生都会投来羡慕的眼神，还有很多小女生会找他合影，这个时候他都会向我求救，然后我就拉着他一路狂奔。那些日子，即便我现在想起来也依旧觉得美好。

我想我是真心爱他的，也因此昏了头脑，放弃了自己的底线，把第一次交给了他。刚开始，我们都坚持使用安全套，这点不用我提醒，他一直坚持，我还因此觉得特别感动。

交往一年后的纪念日，我们在他的租房里吃完了烛光晚餐，那一晚，是我们第一次没有使用安全套。有一就有二，刚开始，我都会在事后坚持服用避孕药，几个月来都没有什么事，而且我知道避孕药吃多了对身体也有害，之后我们就尽量避开排卵期，我也就停了避孕药。

有一天，我突然意识到已经有两个月没有来例假了。我忐忑不安地去药店买了验孕棒，结果显示我怀孕了，我又匆匆赶到医院，再次证实了这个结果。其实我的心里是明白的，这个孩子不能要，但是我也需要先通知他，毕竟他是这个孩子的父亲。他来了之后很是愧疚，女人啊，只要男人表现得如自己希望的一样，就立马说不出抱怨的话了。我们最终准备不要这个孩子，并且抽血做了术前的常规检查。

第二天，收到化验单的同时，医生也告诉了我一个消息，说我可能感染了艾滋病，最好去疾控中心复查一下。我当时以为这是一

第一章 倾斜的世界——24例艾滋病感染者的故事

个笑话，还笑着对医生说了一句："Pardon？"但医生肯定地重复了刚才的话。

我是一个大学生，知道艾滋病的传播途径，也知道感染了艾滋病意味着什么，但我从来不知道艾滋病离我这么近。转头看到Jack的那一瞬间，我脑子里一片空白，坐在那里眼泪唰地就流了下来。Jack也是一脸的不可置信。当天下午，我们一起到疾控中心做进一步检查，接下来就是漫长的等待。一个星期的煎熬，等来的结果还是确诊了，没有一丝侥幸。我悻悻地看着Jack，头也不回地冲出了疾控中心的咨询室。

医科大学生感染艾滋病

大一和大二那年夏天，我开始迷恋上网。同学中很多人上网是为了玩网络游戏，可是我上网喜欢聊天，说是聊天，更多的是为了寻找刺激，搭讪长相漂亮的女网友，进而想办法跟她们见面。

知道我是名牌大学的医学院学生后，很多异性愿意和我交往。我是大学生，又能说会道，长得也不错，见面后女网友一般都会被我吸引，经过一来二去的交往，我萌生了与网友做爱的冲动，也常不会被拒绝。

学医的人都知道，不戴安全套进行性行为是不安全的。可最初的性爱往往会因为冲动难以克制，面对漂亮的女性而失去应有的警惕心，忽略了安全套的重要性。再则，购买安全套需要花钱而且麻烦，加上觉得购买安全套很不好意思，所以最初的性爱我多数无任何防护措施，更不用提发生口交、舌吻等性行为的时候了。

最初不想使用安全套的另一个原因是每次遇到一个能和自己做爱的心仪女孩时，都觉得可以与之地久天长，有时我们还山盟海誓，认为能一辈子在一起，而且都已经认定双方是忠实的性伙伴，那用不用安全套就无所谓了。

最重要的一点是戴安全套的感觉与不戴安全套的感觉是十分

不一样的。不戴安全套做爱的次数多了，也换了不少性伙伴，都没有染上病，慢慢的，我就麻痹了，也没有了害怕染上艾滋病的恐惧感。

近几年，随着国家对艾滋病防治工作的重视，街头巷尾的宣传报道也着实让我感到害怕，因此有一段时间我都坚持使用安全套，但时间一久又忘记了。后来，我甚至会有一种阿Q般的精神胜利法，认为自己不会染上艾滋病。

有时候我也会有意无意地询问对方是否有什么病，但是她们都否认了。人啊，就是这样，最喜欢自欺欺人，其实，即使她们有什么病，或者她们曾经和很多人发生过性关系，甚至是职业做"小姐"的，也肯定不会告诉我。但我总把事情往好处想，对于隐藏的危险不去理会，这大概就是人性的弱点吧。

前几年回东北的时候，和几个要好的同学聚会，因为都是男同学，所以我们就谈论起了哪个洗浴中心的小姐漂亮。有一个同学做生意赚了点小钱，就硬拉着我们去了一家洗浴中心。虽然我不太愿意去，但如果拒绝，他就会说"不够哥们，太不像男人"之类的话，虽然这仅仅是笑话，但听起来很刺耳。我不希望自己站在这种社交圈外，所以便和同学去了几次这样的洗浴中心。我和这些地方的"小姐"发生性关系时都会戴安全套，一般宾馆酒店里也会提供安全套。

后来在一次体检中我发现自己感染了艾滋病病毒，我却不知道是什么时间、什么地点甚至什么人让我感染的。现在回想起来，最有可能把病毒传染给我的，应该就是那些女网友，因为她们都会说自己是清纯的、健康的，我的思想就慢慢麻痹了，进行性行为时完全不采取任何安全措施。

科学链接：

　　青年学生要学习掌握科学的性知识，树立正确的性观念，保证安全的性行为。性既不神秘、肮脏，也并非自由、放纵。性冲动是一种正常的生理现象，是成长的必经过程。青年学生应积极接受性健康教育，丰富课余生活，提高自制力。

寻找猎物，滥交中招

　　小华和阿香相识于一个手机社交软件，刚开始两个人只是聊一聊校园的生活。在交谈中，小华了解到由于家庭环境、父母的重男轻女观念等多种因素的影响，阿香在初中的时候就辍学出来打工了，她对大学的向往之情和那份淳朴让一直在象牙塔中的小华不能自拔，由心而生的怜香惜玉之情充斥着他的脑海，之后的见面和聊天更是让小华深深地被阿香迷住了。因为阿香是在离学校不算太远的某KTV上班，在穿着上略显暴露，这也让小华更加期待与她的"美丽邂逅"。

　　在一次朋友的聚会上，他和几个朋友来到了这家KTV唱歌，在酒精和震耳欲聋的音乐催化下，阿香在他的眼中犹如画中走出的美人。在几个朋友的"帮助"下，他和阿香来到了不远的小旅馆。

　　第一次发生不安全性行为的时候，他内心的确有一点担心和害怕，虽然他知道阿香是在KTV上班，或许存在一些隐患，但他很快便被那种从未体验过的感觉所麻痹，将这些担心都抛到了脑后。事实上，在发生关系的过程中，他曾询问过阿香要不要戴上安全套。对方告诉他并不在生理期，而且自己也经常去体检，不会有事的。因为对异性胴体的向往和对社会认知能力的缺乏，他的自我保护意识瞬间破裂。

事后，小华感觉身体没有什么特别不舒服的地方，便更加放松警惕，甚至自我安慰：得病的概率这么低，怎么可能发生在我的身上？因为这种侥幸心理，在这之后的不久，小华的行为更加大胆了。在与阿香的交往中，小华似乎得到了些许"经验"，这也成为他在朋友间炫耀的谈资。正是因为虚荣心和寻求刺激的心理，他像个猎人一样开始寻找自己的下一个猎物。

又是通过同一个社交软件，小华找到了目标。这一次的"猎物"穿着更加暴露，几次的软件聊天中，露骨的言语和暴露的照片让小华完全忘却了自我。虽然同样问过对方要不要戴安全套、是否体检过，但在得到与之前阿香相同的答案时，他的防备之心全然放下。然而，让他意想不到的事情还是发生了，原来这位浓妆下年龄颇大的女人是一名暗娼。

小华在感染后的一到两周里发过一次烧，大概烧了一天的时间，没有什么异样，当天晚上就好了。由于他对艾滋病的窗口期、潜伏期等相关知识缺乏了解，就没有特别关注。又过了差不多一两个月的时间，小华突然发现自己出现颌下淋巴结肿大等艾滋病一般症状，才意识到会不会是中招了。

单纯大三男孩的伤心往事

大二第一学期，小周在网络上遇见了他，23岁，比小周大一届，是另外一所学校的学生，接触了一段时间，小周感觉他似乎是个不错的人。他和小周聊了很多，关于他以及他的家庭，单亲，父亲早逝，还有一个哥哥等等，两个人渐渐地就开始交往了。交往将近一年后，他说他以后会结婚，不能让辛苦拉扯自己长大的妈妈伤心，小周最终和他分手了，现在回想起来，那也只是感觉喜欢。

到了大三，学校组织大学生实习，实习期为一年，小周在移动公司找了份工作。为了方便上班，他在外面租了房子，就那样一个人生活了半年。在一次意外的网聊中，他加了一位好友，当时是以领养"小宠"的名义添加的，双方都不认识，由于某些原因没有达成共识，也就没有再联系。直到有一天，那个人在QQ上找到小周，慢慢接触下来，小周居然发现那人是"同志"，并说要和小周见面。

小周一开始是拒绝的，可是后来抵不住他的死缠烂打，答应了见面，他来小周家看他。小周本以为只是简单的网友见面而已，没想到他当天晚上就要在小周家睡觉，怎么说都不肯走。本来小周就是一个不懂得拒绝的人，也就答应了，还和他睡同一张床。晚上他在玩手机，小周背对着他睡不着，他问怎么不睡，小周说睡不着，他突然从后面抱住小周。那一刻，天干物燥，干柴遇到烈火，小周一下子就迷失了。他说想要，小周没拒绝。当时小周对这方面了解甚少，不知道安全套不只是用来避孕，还可以确保自身健康与安全，而且他从没做过爱，也没怎么见过安全套，又羞于启齿，便直接做了。小周以为对方是爱他才会和他做，然而一切都只是小周的幻想。从那一刻开始，艾滋病已悄悄向他靠近。

在那次无套的性经历后两周，小周开始莫名其妙地感冒了，先是嗓子疼，然后开始打喷嚏、咳嗽、发高烧，以前感冒都是扛一下就过去了，可这次连续发了一周的高烧，小周压根没想过艾滋病这样的事。后来因为生病上不了班，小周只能请假回老家休息了半个月。直到有一天，小周看他QQ空间上开始写一些沮丧的类似分手、生死之类的话，小周心里隐约有些紧张，还劝他不要伤心，他没再回复小周。

这件事也就这么过去了，一直到后来小周才知道，原来他是艾滋病感染者。小周很害怕，还买了口腔唾液检测试纸测试，结果是阴性，他也就放心了。可是小周不知道，原来艾滋病病毒有窗口期。

从 HIV 进入人体到血液中产生足够量的、能用检测方法查出 HIV 抗体之间的这段时期，称为窗口期。多数人在感染 HIV 后有 3～6 周窗口期，在窗口期虽然测不到 HIV 抗体，但体内已有 HIV，可以通过 HIV 核酸检测到。因此，处于窗口期的感染者同样具有传染性。

学长温暖照顾背后的真相

考上大学后的那个暑假，我和几个同学去毕业旅行。为了见识成人的世界，我们一起去了酒吧，在那里认识了一位名叫王哥的朋友。王哥很热情，不但请我们喝酒，后面几天还带我们到处玩，在离开前最后几天，我们跟王哥又去了一次酒吧。那一次我们喝了很多，我醉了，醒来时发现自己跟王哥裸身躺在一起，原来前一天晚上我们发生了关系。我知道这是不对的，当时感觉很害怕，也很羞耻，但我不敢跟同学讲，也不敢跟父母说，怕看到同学异样的眼光，也怕听到父母的责备。为了这事我很苦恼，有一段时间吃不好、睡不好。

随着暑假的结束，我终于开始了大学生活，身边的同学大多数都有了女朋友，我却一直忘不了那件事，总觉得自己很脏，不敢交女朋友，怕被人知道那件事。

远离父母的大学生活，使一向饭来张口、衣来伸手的我在竞争激烈、要求综合能力的大学平台中一直处于下游。加上那件事一直困扰着我，我很少参加集体活动，被排挤在大学同学之外，再也听不到老师的称赞，看不到同学羡慕的目光，心里很是失落。

一次老乡聚会，我认识了大我一届的学长，学长很照顾我，有活动总会带我一起去，我也跟学长越走越近。一次活动聚会时，我喝多了，在半推半就中跟学长发生了关系，事后学长故作轻松地和我说，上大学了什么事都要尝试一下，很多同学都尝试过。他还带我认识了很多同校的学生。接下来的一段时间，我跟学长、学长的同学和朋友等发生过很多次性行为。

我不知道要使用安全套，对方也没要求使用安全套，我也不知道我的这种行为会跟艾滋病扯上关系。虽然我听说过艾滋病，知道这是一种很可怕的疾病，但我从没想过自己会感染艾滋病。

大二的下半年，学长的同学偷偷跟我说学长可能得了艾滋病，让我也去查查。当时我脑子一片空白，不知道去哪里查，也不知道跟谁说，只能偷偷跑回家，待在自己房间里不敢出门，也不敢告诉父母。我的怪异行为引起了父母的怀疑，在父母的逼问下，我告诉他们我有可能得了艾滋病。父母立刻带我到疾控中心检查，一星期后，医生打电话让我过去，告知我得了艾滋病。

在听到我得了艾滋病的那刻，爸爸当场跪在地上哭了。自我有记忆起，爸爸从来都是胸有成竹的样子，我从来没看过爸爸哭泣。那一刻我真的恨自己，觉得自己是一个混蛋，但世上哪有后悔药呀！

自以为是的"约炮"行为

当我接到确诊电话的时候，心里很平静，因为在初筛为阳性的时候，该恐慌的也恐慌过了。但其实我内心深处还是很害怕的。唉，早知今日，何必当初。

我在初中的时候就意识到自己不同于常人的性取向。高中时有一些人找我"约炮"，但我都拒绝了，因为怕"约炮"会影响学习。但其实我本身并不排斥"约炮"行为。我很爱看美剧，美剧里的人物动不动就"来一发"，我也觉得这其实没什么大不了的。

高考结束之后，我就开始放纵自己了。说是放纵，但其实在那漫长的暑假里，我只约过两次，在我看来比美剧里的人物的频率低许多。第一次，中途对方把套子拿了下来，我倒也没有很在意，当时想的是即使射进去了又怎么样，又不会怀孕，完全忘记了避孕套有另一个名字——安全套。事实上，即使听到"安全套"这三个字，我想到的仍然是"保护女性不会怀孕"，并没有考虑到它能够防止疾病传播。我虽然听说过同性恋之间发生性行为感染艾滋病的可能性较高，但我并不清楚这是什么原理，也看不懂"肠道比较脆弱，容易出血，较易感染"这类信息，甚至认为这病离自己很远，不可能发生在自己身上。这一次"约炮"，我的身体并没有出现不好的反应。第二次"约炮"，中途虽然也拿下了套子，但后面其实是口交出来的，所以应该也不是这一次。

暑假结束后正式开启了大学生活。第一次国庆放假七天，我回了家，又约了两次，第一次约，对方戴套做完了全程，没有什么不妥。第二次找同一个人约，他跟我说他的一个朋友也在宾馆里，他们都是从外地出差到这里的，我当时原本并不想去，觉得三个人一起怪怪的，但想起一些色情片里三个人的镜头，又忍不住想要试一试，所以最终还是去了。这一次，他的朋友怂恿他说："别戴套吧，这样比较爽。"本来他也是有些拒绝的，但后来还是没有坚持。那次之后，回学校是 10 月 20 日左右，我有发烧的症状，而且持续了大概一周，当时并没有在意。现在回想起来，很有可能就是第四次的无套性行为，导致自己感染了艾滋病。

一个交换生的噩梦之行

在大二下半年，阿魏学习的专业有一个可以去台湾当交换生的名额，时间为一年。经过努力争取，阿魏成了那个幸运儿。带着无比激动的心情和同学们羡慕的目光，他启程前往台湾，那个从小梦想的祖国宝岛。

新学校坐落在台湾南部，虽然面积不大，但是校园风景很美。台湾同学很有礼貌，只要不谈论政治，彼此相处得还算融洽。只是有几门专业课的全程英语教学，对于英语水平极其一般的阿魏来说简直就是一个噩梦。久而久之，上课睡觉成了他的家常便饭。与此同时，也许出于寂寞，也许出于宣泄，他通过同性交友软件开始主动搜寻目标。通过简单的互报身高、三围等基本信息后，他们约在一家饭店见面。对于自己的第一次主动搜寻，阿魏不知道等待他的将是什么样的人，他既紧张又兴奋。"他"来了，30多岁的样子，干干净净，指甲修得整整齐齐，讲话轻声细语，很有礼貌，看上去很有安全感。看阿魏紧张，"他"甚至主动提出一起喝个下午茶。风趣幽默的性格、沉稳有度的作风渐渐缓解了阿魏的紧张，也逐渐让他放松了警惕。

也许是在异地他乡，也许是眼前这个台湾男人太过温柔，让阿魏大意到没有要求对方使用安全套。不过阿魏自认为摸过对方的腹股沟，没有淋巴结肿大（他上网查过相关信息，知道"患有艾滋病的人腹股沟淋巴结会肿大"）。事后，"他"洗好澡很快就走了，阿魏一个人静静地躺在床上，有些空虚和惆怅。

很快，一个学期结束了，不出所料，英语授课的课程全部挂科，阿魏必须在第二个学期补考合格后才能顺利完成交换生课程。虽然心情有点沮丧，但是没有什么比放假来得更让人兴奋的了，阿魏收拾好行李，飞奔回家乡的怀抱。

悠长的假期结束后，阿魏回到了台湾，开始了新学期的学习。由于交换生有签证期限，所以每学期都要重新签证、体检、入境。因为阿魏之前经历过，所以这次也没什么压力。一天，正当他在宿舍整理东西的时候，突然接到一个电话，对方称自己是卫生署官员，关于入境体检的事情找他聊聊，并约在了星巴克见面。卫生署官员态度很和善，在表明身份后，话题开始围绕体检结果，官员告诉阿魏，他的体检报告有一项HIV初筛阳性，如果选择在台湾确诊，那对今后再次入境台湾会有麻烦……阿魏彻底蒙了，他不敢相信这是真的，官员说的其他话，他一句也没听进去，只感到自己后背一阵阵冒冷汗……阿魏联想到了上个学期那次无保护的性行为，顿时后悔万分，更恨自己的无知，他甚至根本不知道对方叫什么、住哪里、今年几岁。

他也很害怕，害怕确诊的报告，害怕面对这一切，他真希望这只是一场梦。

阿魏匆匆地结束了交换生生涯，回到了家乡。一个月后，阿魏鼓起勇气去了疾控中心，很快，疾控中心的医生在核对身份信息后，亲口告诉他HIV确诊阳性。经过这么长时间的挣扎和痛苦，以及无数次的心理假设，这次阿魏显得平静了很多，即便如此，他拿着确诊报告单的手却一直在发抖。

科学链接：

> 艾滋病感染者有长达8~10年的潜伏期，其间多数人和正常人在外表上是一样的，无法从外表上看出感染与否。即使有人有一些症状，也并非艾滋病感染者所特有，仅凭这些症状不能确定其感染艾滋病。因此，感染HIV无法从身体外表或自身症状来判断。要想了解是否感染HIV，只能通过检测，这是唯一的途径。

乖男孩发现"同志圈"真相

十八九岁的年纪，正是荷尔蒙作祟的时候，难免会浏览一些刺激感官的网站内容，少天内心深处渐渐萌生了好奇和想要尝试未知体验的欲望，于是他开始通过网络涉猎有关"同志"的内容，加入各种论坛、QQ群，并通过这些交友平台认识了一些圈子里的朋友。通过和他们的接触与交流，他才知道原来自己还有这么多"同类"，大家有着相同的兴趣爱好，有很多共同的话题，他甚至在心里窃喜：终于找到"组织"了。但那时的少天还是比较谨慎的，一直处于观望状态。

然而，在大二的那个秋夜，改变悄悄地发生了。一个网名叫"鹅哥"的陌生人申请加他的QQ好友,少天闲来无事就同意了他的申请。通过聊天得知他就在邻校计算机系,比少天大一届,一来二去两人就聊熟了。

某天,"鹈哥"给他发了个视频链接,打开的那一瞬间少天蒙了,视频中两个男人居然在发生性关系,男人跟男人居然还可以这样玩!他像是发现新大陆一般既兴奋又好奇,内心似台风中的巨浪一般,狂躁不安地叠起万般花样。没过几天,少天所在的班级正好跟邻校计算机系搞联谊活动,去市郊的北山秋游。他俩都报名参加了,一大拨人分两辆中巴车吵吵闹闹地向北山出发。北山,其实就是个森林公园,一到秋季红黄相映,满眼秋色,很是迷人。

少天和"鹈哥"心照不宣地慢慢走在队伍的最后面。少天当时有点内急,刚好旁边有个公厕,就叫了"鹈哥"一起去小解。"你那些视频哪里搞来的?"少天忍不住问他。"刺激不? 想不想试试?""鹈哥"一脸邪笑。

少天猛地心跳加快,脑袋里浮现的全是视频里那些刺激的镜头,他惊慌失措地傻站着。这时"鹈哥"抬起头,慢慢靠近,少天完全凌乱了,脑子一片空白,竟然任由他摆布着……就这样,少天的处男之身竟然贡献在了北山的一个公厕里! 自此以后,隐藏在少天内心深处的那些狂妄的欲望一下子被唤醒了,因为那个视频,因为那个秋游。

至今,少天还记得第一次接吻给他内心带来的冲击,他贪婪地回味着20年来从未有过的体验。奇怪的是,少天和"鹈哥"自此再也没联系过,但这件事让少天开始认真地思考起自己的性取向。

从小到大,他一直都是父母眼中的乖孩子、老师同学心目中的好学生,没有做过任何越轨的事情,现在他觉得应该正视自己,直面自己对这种情感的渴望。

就在这时,他遇到了初恋,也是通过QQ认识的一位网友,已婚,在政府机关上班,比少天大15岁,知识渊博,温文尔雅,诙谐幽默,包容慷慨……少天在撒娇的时候会亲昵地称呼他"大叔",并天真地以为他们可以这样天长地久。然而,事情并非他想象的那般美好。一次无意中，少天在"大叔"的手机里发现了他与其他人暧昧的聊天记录，随着背叛而来的撕心裂肺让少天喘不过气。虽然"大叔"向他保证会与他人断绝关系，但没过几天就重蹈覆辙。在闹过几次之后，"大叔"毫无理由、没有任何征兆地销声匿迹了……经过足足一个学期的调整，少天才走出阴影。

在经历了初恋的伤痛之后，少天渐渐明白，大多数同性交友都缺乏约束，真正谈感情的占少数，更多的只是为了寻求肉体上的欢愉与刺激，彼此都在频繁地更换性伙伴，很少有长久稳定的关系。于是，他也开始沉溺、堕落，疯狂地一夜情"约炮"，性伙伴一位、两位、三位，甚至更多。

起初，他还会有意识地提醒自己和陌生人发生关系时必须使用安全套，但后来在和所谓的"朋友"发生关系时，在"不戴套会更爽"的言语刺激下，他慢慢放松了警惕。在几次无保护的性行为后，身体并没有给他异样的危险信号，于是他自欺欺人地认为，不用安全套应该没事的，自己不至于这么倒霉。

俗话说："常在河边走，哪有不湿鞋？"命运有时就是这样，似乎意料之外，却又是情理之中。至今，他还清楚地记得疾控中心的工作人员将检测报告放在他面前的情景，悔恨和懊恼一下子占据了他整个心头。

农村男孩的寻爱失败之旅

一年以前的陈默，根本没有在意过"艾滋病"这个词，他以为自己一辈子都不会跟它有什么瓜葛，可是命运偏偏和他开了一个大大的玩笑。

2012年，他第一次踏入"同志"圈子，幸运的是，他遇到了一段他认为美好的爱情。这段感情持续了两年，他完全沉浸在被关爱和呵护的幸福当中。也正是从那个时候开始，他有了不采取任何保护措施的性行为。他以为这样的性爱才是真爱，完全没有意识到在他们之间，这种无保护措施的性行为还会传播一种能让人失去健康甚至生命的可怕的疾病！

考上大学后，他与心爱的人各奔东西，无奈地结束了这段感情，心里感觉特别空虚。这个间阎扑地的城市也让他倍感陌生，但这里的风光、这里的人们，对于来自农村的他有着前所未有的吸引力。在忙碌的学业之余，他唯一的消遣活动就是与各色网友见面，寻找刺激，每次都充满期待。他甚至幻想今后落脚在这个城市，重新开始一段刻骨铭心的爱情。但是，浮躁的他并没有找到真正的爱情，反而在欲望、刺激中慢慢堕落。认识一个人之后，不久新鲜感过了，或是因为其他什么缘由便不再联系，转而投入另一个人的怀抱，有时还脚踩两只船。分分合合中，有爱，但更多的是为了性。有时他也想使用安全套，可是对方说自己的身体很健康，他相信你，你也要相信他，没有任何阻碍的性爱才过瘾、才刺激。为了不扫对方的兴，他也不再坚持。次数多了，似乎也没有传染上什么病，而且周边的朋友说他们也都没有采取任何措施，大家都好好的，他就越来越大胆了。就这样，因为侥幸心理和轻狂无知，这种不安全的性行为发生了一次又一次，究竟有过多少次，连他自己都不知道。

但从去年开始，原本很少生病的他经常需要往医院跑。刚开始只是寻常的感冒、乏力，后来开始莫名其妙地发烧，有时甚至持续一周。慢慢的，他发现身上的淋巴结都有不同程度的肿大，有时还会有些皮疹，整日没有力气。这样的状况持续了半年多，大部分时间他都在医院挂号、看病、吃药。治好了这次，没过多久又开始了下次，没完没了。

直到一次偶然的机会，他听了疾控中心在学校开设的艾滋病讲座，里面的内容着实让他心里一惊，因为自己曾有过讲座里面所描述的高危性行为。隔天，他就抱着忐忑不安的心情去疾控中心做了检测，心里暗想：可千万别是啊！但结果竟然是阳性！

虽然当时他心里早已想到了这样的结果，但眼泪还是止不住地流了下来，脑子里开始拼命搜索一张张曾经与自己发生关系的面孔，这个？那个？能够回忆起来的，最可能的一次性行为是八个月前，是一个比他大十多岁的男人。他清楚地记得跟他最后一次发生性行为的细节，当时他发现对方身上包括隐私部位有一块一块的红斑，他本能地警觉了一下，但是对方说只是过敏而已，还说他单位每年都体检，身体好得很。就因为这个男人有着一份体面的工作和一张花言巧语的嘴，让他放松了警惕，相信了他。

当他把这段经历和疾控中心的工作人员说了之后，一位女医生对他说："很有可能那时候他身上的过敏斑就是梅毒疹，他也可能已经感染了艾滋病，你们在不使用安全套的情况下发生性行为，很有可能就是他把艾滋病、梅毒同时传染给了你。他说他单位每年都体检，实际上现在的单位健康体检都不检查艾滋病项目，因此即使已经感染了艾滋病，抽了血，也不会在体检中被发现。"而陈默自己也不能确认到底是不是这个男人，因为和他发生关系的不止这个男人，那些人外表根本看不出来。况且，是他又如何？不是又如何？自己被传染的结局已经无法改变！

科学链接：

> 一些学生由于自控力不强，加上疾病预防知识贫乏，无法抵御异性或同性的引诱、哄骗，与外表健康的人发生性行为而感染艾滋病。也有个别艾滋病感染者出于各种原因，蓄意与他人发生无保护性行为，传播疾病，这需要引起高度警惕。

天之骄子的放纵之路

小强是一个高大帅气的小伙子，一米八的个头，配上一张英俊的脸，吸引了不少女生的眼光，但是小强对异性没有任何兴趣。因为从小父母就把他当成女孩抚养，给他穿颜色鲜艳的衣服，把他打扮得漂漂亮亮的。那时的小强也一直以为自己是个女孩，喜欢女生的一切爱好。

当小强进入高中的时候，开始意识到自己好像哪里有问题，跟女生一样喜欢打扮自己。但是那个时候他对性取向并不了解，直到进入大学之后，通过网络，他逐渐明白了原来自己喜欢男生是因为自己的性取向不同。

在网络上，他还认识了很多跟自己一样的人，这时他才发现，原来有这么多同性恋，那种感觉真好，就像迷失了很久的人终于回到了家。于是小强沉浸在这个圈子里，开始放纵自己。除了网上找伴侣之外，他还经常去男同浴室寻找。由于对性知识的缺乏，他毫无自我保护意识，那些男人在与他发生关系时都没有使用安全套。

小强就这样度过了两年的大学时光。有一天，小强开始莫名其妙地发低烧，身上出现了皮疹，起初没有查出任何问题，随着症状的减轻，他也没有在意这一情况。但这种情况后来又发生了好几次，小强开始上网搜索，无意间看到了"艾滋病"这三个字，他的心"咯噔"了一下。

根据网上提供的信息，小强找到了疾控中心做了化验。当疾控中心的医生让他带上身份证再去复查的时候，小强突然意识到世界末日的降临。现在说什么都晚了，他恨那些把疾病传给他的人，可他什么都做不了。在情绪最低落的时候，他甚至想到过结束自己的生命。

自卑男孩被"基友"拉下水之后

H说他会成为一名"同志"，可能天生的基因与后天的环境因素影响参半，是网络上的那些信息诱惑了他，开启了他心中那扇通往断背山的门。记得大概是电影《断背山》的导演李安说过这样一句话：每个人心中都有一座断背山。H心中这扇通往断背山的门在他父母离婚的时候就有些松动了，让他对男女之爱存有疑问，有点抗拒，所以一直没找女朋友，后来在大学里也没主动去找异性发展为女朋友。加之他自身的形象偏于瘦弱型，在大二时身高不到一米七，体重不足一百斤，又是农村来的，钱包不鼓、嘴巴不甜，自然也不招女孩们青睐。

2010年，H考上了本省一所沿海的大学。在这里，每天可以接收来自同学、老师、校友、社会以及网络上各种各样的新知识。特别是从大二开始，可以在宿舍中用自己的电脑上网了，他几乎每天都在网上"奋斗"几个小时。网上的信息令他眼花缭乱，有一次他无意中发现了本地"同志"QQ群的信息，因为好奇，H当即加入了。

在进入"同志"QQ群后的半年时间里，他参加过几次群里组织的活动，基本都是在量贩式的KTV唱唱歌，没有与人发生过关系。在半年之后的一次聚会中，H终于被拉下水，与一名校外的"基友"发生了关系。

从这之后，H一发不可收拾，经常在群里与"基友"见面"约炮"。在现实生活中，男同很难找到同伴。H需要一份认同感，这促使他通过网络、男同交友软件、微信等方式不断地寻找性伙伴。在H的男同生涯中，他是一个0.5，既做过0，也做过1，没有定型，这也是男同圈子里的普遍现象。

H刚接触男同圈子时，也是坚守爱情理想的，也想找一个喜欢的人厮守一生。慢慢的，他发现这个圈子里的大多数人都抱着玩乐的态度，你认真对待一个人，一两次受伤后也被同化了，归根结底是因为男同的爱情没有未来。正常的男女交往，恋爱后会结婚生子；而男同在一起，无论时间长短，都没有结果。

H明白在男同圈子里，一夜情非常普遍，因性接触而染上梅毒甚至艾滋病的风险要高很多。他作为一名大学生，基本的艾滋病防治知识还是有的，开始时每次性行为都用安全套。但是放纵的时间久了，思想上就会放松，有时甚至会有点自暴自弃，寻找不到人生的方向。

大约在 2013 年 6 月份，大三放暑假前，H 约一个认识了一年多已参加工作的"基友"，两人都喝了酒，当时有些大意，认为既然都这么熟悉了，也做过好多次，就没有采取安全措施。

那次性行为后一个月，H 感冒发烧了，吃了各种药也退不下去。H 有点担心，到本地的疾控中心做了检测，结果真的中招了。接到电话时，H 感觉心中发堵，但这种事情又没法跟其他人沟通，他对疾控中心的工作人员也不想理睬，就直接到杭州去玩。他在某酒吧中放纵自己，连续三天在酒吧中找"基友""约炮"，很有点报复的心理。不过还好那些"基友"全都不认识，也都采取了自我保护措施。放纵之后的 H 没有太多的悲伤和难过，最后是杭州市西湖区疾控中心艾滋病防治所的工作人员对 H 做的阳性告知。

未来工程师的幸福幻灭在这一刻

成为大一新生的那年，我不经意间关注了一个网站，错误也就这么不经意地开始了。网站上都是像我这样喜欢男人的男人，说实话，这网站一点也不规范，没什么固定的版主，而且很多事也都没有依据，大家都是随性而发。但正因为这样，才让我觉得自己没那么孤独，或者说没那么特殊、那么另类。

让我彻底放下戒心的是一个新认识的朋友，他很早就不念书了，在一个 KTV 里上班，他说自己家庭贫困，也没有很高的学历，刚开始意识到自己是同性恋的时候不知道怎么面对，也没有太多渠道去了解，差不多用了将近三年的时间才慢慢了解和接受。他的那份不安和苦楚我非常理解，所以我们很有话聊，加上我的知识水平让我能更快、更全面地了解这件事。我还很自私地比较着我们的遭遇，内心好受了很多。

由于他知识贫乏，而我又盲目自信，我与他走得越来越近，开始真正地踏进了这个圈子。大三那年，我正准备着工程师的考试，这是我的梦想，空闲时我经常去找他，因为只有在他面前我才能真正地放松，其他周围的朋友、同学都只是泛泛之交。

他带我认识了一些和我们一样的朋友，聚在一起吃饭、打牌，谈些圈内的话题。后来我和大伙慢慢熟悉了，他们也就不避讳我，带着我和一些亲密的朋友发泄欲望。其实开始时我很小心，知道这不安全，并且采取了保护措施，事后我每次都告诫自己要小心，下次不要了，可是我还是按捺不住地接受邀请。这些朋友也都保证绝对没有那种病，加上我们接触的时间长了，我也没有被感染，最终我脑袋里关于艾滋病的那根弦彻底断了，对他们几乎不采取任何防护措施。

就这样，我从开始的提心吊胆到后来的应对自如，都没有出现任何纰漏。大学毕业后，我找到了一家通信公司开始上班，待遇不错，之后又顺利地通过了工程师的考试，生活和工作都很稳定。除了爸妈急着催我找个女朋友之类的，一切似乎都很完美，我甚至觉得性取向不同也没什么问题，生活已经给了我太多恩惠，只有这小小的美中不足，根本不影响我的未来。

直到又一个大地回暖的日子，朋友跟我说，一起玩的同伴查出了艾滋病，其他朋友都去检查了，叫我有时间也去医院看看。这对我来说简直就是晴天霹雳，震惊之余，更多的是害怕，我安慰自己，我们做的次数不多，我大多时候都有保护措施的，应该不会有事。不过，我心里清楚，有时候玩疯了，光顾着发泄释放自己，根本没有保护自己。

最后的结果不难猜到，是的，我也感染了，不光是我，还有两个同伴。拿着那张化验单从医院出来的时候，我忽然觉得，怎么就那么不真实，我的幸福生活才刚开始呀！我努力工作、努力生活，即使发现自己性取向不正常也没有抱怨，只是想让自己活得快乐点也错了吗？是不是太残忍了，是不是对我太不公平了。

第一章 倾斜的世界——24例艾滋病感染者的故事

021

软弱地拒绝，"艾"开始走向他

从初中开始，小林就对男生有感觉，那时候的他并不知道同性恋这几个字眼，只是以为类似好朋友的那种感觉。到了高中，这种感觉越来越强烈，不过还是能控制得住，只是很多时候他都想跟自己喜欢或者欣赏的男生一起玩耍、吃饭。上大学后，他拥有大把的自由调剂时间，通过发达的网络、他接触到很多"同志"交友软件。那个时候的他，心里充斥着对性的渴望，却缺乏对性知识的了解，最终走上了一条不能回头的路。

小林记得很清楚，自从接触了那个软件，他就像着了魔一样，有空就上。说白了，这个圈子很乱，他常常上软件，发照片，碰到有感觉的男同就去开房。他自己承认，精虫上来的时候，冲动和激情根本无法控制。有几次和 G 去开房的时候，G 提出了要无套，当初小林对于艾滋病有一点了解，拒绝了他的要求。后来，当 G 再次提出戴套不舒服时，他就没有坚持了，此后就一直进行无套性行为。

后来的相处，小林发现 G 经常在外面找别人，就和他分手了。在此期间他也出去和别的男同开过房。一段时间后，小林总是低烧不退，但也没有往坏的方面想。

直到有一次，即将毕业的小林在 A 市实习，因为龟头发炎去医院看病，便主动提出检测一下 HIV，因为从大学开始发生性关系以来，一次都没有检测过。过了几天，他接到医院的电话，说是血液有问题，让他重新抽血检查，小林顿时傻了，第二天便去医院重新抽血。等待结果的那几天真是度日如年。第二次结果出来时，小林彻底愣住了，完全不知所措。

高校学生刚刚离开父母的管教，在相对包容的校园环境中，同性恋者逐渐建立了对性取向的自我认知。拥有自由，也意味着面临风险。社交网络在带来交友便利的同时，也为不良信息的传播和性行为的发生提供了捷径。年轻人涉世不深，容易轻信，自控不足，使他们有时很难抵挡各种刺激和诱惑。社会对同性恋的歧视，使多数仍生活在隐秘世界里的同性恋群体因为压抑而更加放纵。青春期性健康教育的不足，以及艾滋病预防知识的缺乏，又让他们在艾滋病的传播面前变得非常脆弱。

青春，懵懂之痛

我是一个离经叛道的人，也是一个张狂乖戾的人。20岁的我就把同龄人不敢做的事都做完了。

我父母都是比较开明的人，他们支持我做自己喜欢的事，所以在很多方面我都很任性、很自由，对于性也是如此。上大学后，高中时压抑了三年的苦日子得到了解放。大城市的夜生活是那么丰富，那么让人流连忘返。同学里不乏富家子弟，我们就一起泡吧、"high"酒、玩"双飞"。在酒精的作用下，有时我和谁、这人是男人还是女人发生了性关系都不知道，只想着体验不一样的刺激和快感，更不懂得安全是什么。那时候的我快乐着、放纵着，过着纸醉金迷的日子。

后来有一阵子，我经常感冒发低烧，一开始以为只是经常熬夜导致的，没放在心上，直到疾控中心来我们学校做宣传，我才得知艾滋病会通过性传播，在这之前，我一直以为吸毒才会得艾滋病。

我越想越害怕，开始在网上搜索关于艾滋病的症状，发现越来越像自己之前的症状，恐怖的发病图片更是让我夜不能寐。于是，我戴着口罩和帽子，全副武装地去了疾控中心，生怕别人认出我。当疾控中心的医生通知我确诊为艾滋病病毒感染者后，我整个人都崩溃了。

我迷茫，不知道自己从哪里感染的，是文身还是滥交？我愤怒，凭什么偏偏就我得上这个病！我想逃避，可是艾滋病病毒已经成为我身体的一部分，它们会跟着我一起生活，直至死亡。有时我甚至想过结束自己的生命，让这一切全都消失。

刻意不戴套真的"最快乐"吗

一个偶然的机会，小肖进了一个同性恋的群，抱着好奇的心理，跟其中的几位聊了起来，当他们知道他是高中学生时，非常热情，跟他聊学业和生活，跟他讲社会上的趣事。当时他觉得这些大哥哥们都很体贴，很了解他的需要，比自己的父母强多了。

一切转折都是在他参加了一次"同志"聚会开始的。"同志"群里经常有人搞活动，比如聚餐、上KTV、喝茶聊天等，刚开始时他不敢参加，一是怕父母责怪，二是觉得跟陌生人一起外出不安全。直到某天下午，"同志"群里有人召集到KTV唱歌，平时聊得来的几个朋友极力怂恿他一起参加。他想下午跟朋友一起唱歌挺正常的，便欣然前往。但现实情况大出他所料，KTV包厢内除了唱歌，还发生了让他感到意外的事，他们竟然彼此间发生了同性性关系！

他们让他观看"同志"影片，这给初次接触社会、正值青春年少的他带来了极大的诱惑。在"同志们"的鼓励下，他初次品尝到了性的快感。从此以后，他欲罢不能，越陷越深，总是在假期寻找机会外出，与认识的或不认识的"同志"发生同性性行为。当时的他对艾滋病和性病的防治知识缺乏了解，对安全套的使用也是随心所欲，有时为了追求性的快感，刻意不使用安全套。那段日子，被他称为"最快乐"的一段时间。

随着社交活动的增加，他的学习和生活受到了影响，频繁的性生活使他不能专心听课，身体也经常处于疲乏状态，学习成绩快速下滑。父母和老师敏锐地发现了情况，通过观察，发现他只是频繁地外出，跟社会上其他男性在一起，排除了他谈恋爱的可能，所以只是提醒他作为一名学生过早接触社会的危害。父母在行为上减少了他外出的次数，叮嘱他注意休息，完全没有想到他已经是"同志"中的一员。

直到有一天，他的生活被彻底改变了。在一次"同志"聚会时，高危干预志愿者现场宣传艾滋病防治知识，鼓励在场的"同志"进行血液检测。他在志愿者的鼓励和陪同下，到疾控中心做了艾滋病检测，结果初筛阳性。在等待确诊结果的那段时间里，他疯狂地在网上查询关于艾滋病的信息，对照自己的身体状况，越想越害怕，又不敢告诉别人。他坐立不安，手足无措，整天在恐惧和无助中度过。有时，他觉得自己下一秒就有可能死掉，怀疑自己还能不能看到明天的太阳；有时，他又心存侥幸，因为疾控中心工作人员说了，有可能不是艾滋病。

终于，确诊报告单来了，起初他不相信，去过多家医院和疾控中心反复做血检，结果都是阳性，这让他完全不能接受这个残酷的现实，非常痛苦。

失恋后疯狂滥交终染病

小武出生在一个富裕的家庭，从小到大得到了很好的教育和家庭关怀，也如愿考取了杭城的一所大学，但一帆风顺的人生在大二发生了变化。

原先小武在高中时有一个很要好的女同学，两人相约一起考进了杭城同一所大学，希望在大学里再开始浪漫的校园爱情。大一时他们相依相伴，但是从大二开始，女同学就和一个大三的学长走在了一起，这让小武非常伤心。

失恋后的小武变得有些颓废，开始吃喝玩乐，借酒消愁。有一次在酒精的驱动下，他把自己的第一次给了按摩店小姐。后来，小武听说有一些交友软件可以找到一夜情，他希望能因此来麻痹自己。但安装软件后他发现周围有很多男性约他，出于好奇，他有了第一次男男性行为，并渐渐地开始感觉男性朋友更加值得信赖和依靠，曾经失落的感情也重新得到了寄托和满足。

和第一任男性朋友在一起度过了一个半月后，小武被这位男性朋友带进了一个"同志"圈子。在这个圈子里，他们喝酒、玩耍，疯狂地交换性伙伴。小武已经不记得他们的名字和样子，在短短的四个多月时间内，他和十多位男性发生了无保护的性行为。直到有一天，有个新认识的男性朋友要求戴安全套，小武才去网站了解同性恋的资料以及艾滋病的预防知识，但所有的一切已经不能挽回。

之后的几天，小武一直忐忑不安，最终鼓足勇气走进了疾控中心的自愿咨询门诊，当医生要求采集第二份血样的时候，他整个人都崩溃了，认为自己被判了死刑。面对不期而至的变故，小武无法面对与承受，向学校请了假，直接回到了老家父母身边。

科学链接：

少年时期对于什么事情都特别好奇。一而再，再而三地发生无保护性行为，加大了感染艾滋病的可能性。男男同性性行为艾滋病的传播危险远高于男女异性性行为。因为男男性行为以肛交性行为为主，且不喜欢使用安全套，肛门黏膜又容易破溃，因此感染艾滋病和性病的概率大大增加。

把爱和"艾"都留给了深爱的他

小迪是一名大三的学生，长得白嫩俊秀，是众多女生眼中的"小鲜肉"。三年多的大学时光里，有不少女生直接或间接地向他表白，但是小迪一直没有动心，因为他有个固定的"男朋友"，叫斌斌，高大帅气，幽默风趣。他们俩是在很早以前一次深入的交流之后，发现彼此都有同性恋的倾向，顿时有种相见恨晚的感觉，很自然地走到了一起，相恋相依。

斌斌28岁，是家里的独子，早就到了成家的年龄。跟所有父母一样，他的父母也是三天两头地打电话催他早点结婚，实现老人抱孙子的愿望。一向孝敬父母的斌斌在父母的软硬兼施、无数次的催促下，向小迪提出了分手。

那段时间，小迪像是坠入了无边的黑暗中，痛苦着，挣扎着，整夜整夜地无法入眠，回忆着两个人在一起的点点滴滴。他开始频繁地出入酒吧，试图用酒精来麻醉自己，得到的却只是酒醒后越发强烈的空虚与撕裂般的剧痛。

就这样持续了大概一个月的时间，在一次醉酒后，他跟一名陌生男子发生了一夜情。或许是因为怨恨，又或许是想要宣泄，假如故事到此为止就好了，也不会给斌斌带来任何伤害。

然而，一个月后，斌斌又回到了小迪的身边。他说自己跟父母达成了协议，等到30岁再结婚，他决定一直陪着小迪，直到小迪顺利毕业找到工作。如同重获新生一般，他们两人又回到了以前相依相伴的幸福时光。

一天，他们俩参加了一次同性恋派对，并接受了现场艾滋病病毒抗体检测。几天后，疾控中心的工作人员打电话联系到他们，并把他们约到办公室。当疾控中心的医生把两张确诊报告单放到他们面前时，小迪顿时蒙了，艾滋病病毒检测结果阳性。

小迪呆愣了半天，头脑一片空白。"医生，我们感染了艾滋病病毒？"斌斌的话把小迪拉回了现实。小迪的内心一阵阵撕裂般的疼痛。医生说艾滋病病毒主要是通过血液和性行为方式传播的，并问他们两个是通过什么方式感染的。此时，斌斌失落地看着小迪。小迪内心茫然而不知所措，不知道能说些什么、该问些什么，对斌斌的愧疾远远超过了感染艾滋病病毒的恐慌，他觉得这一切都是自己咎由自取的后果，可是他不知道如何面对斌斌。

斌斌一直在向医生咨询关于以后能不能结婚生子的问题。小迪知道斌斌最担心的是不能兑现对父母的承诺。小迪的头埋得更深了，悔恨的泪水一颗颗滑落，小迪想：我深深地爱着他，却又亲手毁掉了他的未来。他突然想到了斌斌离开后的那次一夜情，他酒后微醺，那个男人的脸已经模糊不清，他就稀里糊涂、半推半就地跟这个陌生的男人发生了性行为。小迪心想：难道就那么一次，只是一次的冲动，就让我感染了这可怕的病毒？

虽然小迪知道在男同性恋的圈子里感染艾滋病病毒的风险很大，但他一直以为偶尔一次疏忽不可能这么容易"中奖"，所以那次一夜情他并没有使用安全套，事后也没有过多考虑，甚至刻意地想要忘记自己的那次放纵。万万没想到，因为小迪的侥幸心理和一时冲动，让自己感染了艾滋病，还把病毒带给了他深爱的斌斌。

两个人走出疾控中心，相互之间一句话都没说。外面的雨还在淅淅沥沥地下着，小迪撑起了那把黑色的情侣伞，高高地举向旁边的斌斌。那一刻，一向成熟稳重的斌斌，眼泪夺眶而出，和着脸庞的雨水滑落，一滴滴敲击在小迪的心间。"我不恨你，我希望咱们都能好好地活着。"这是斌斌跟小迪说的最后一句话，从此两个人成了最熟悉的陌生人。

90后"艾"友一夜情的代价

小海从小生活在一个并不幸福的家庭。父亲好吃懒做，好赌成性，经常借债，有时喝酒回家后就打母亲。姐姐在北京上大学，毕业后留在北京，家里的经济压力全都落在姐姐身上。靠姐姐的勤工俭学，小海顺利地读上了大学。他一直盼望着自己有一天能够赚钱养家，于是在大学期间就出去打工赚钱养活自己，尽量减少对家里的负担，也因此在社会上结识了一些朋友。

在灯红酒绿的夜场工作中，他结识的社会复杂人群也越来越多。一次偶然的机会，一个朋友说要带小海去接触一些新鲜刺激的事情，强烈的好奇心涌上了他的心头，他就这样跟着去了。在一个宾馆房间里，小海一进门就看到一群人在房间里喝酒，看到有这么一个年纪轻轻的"小鲜肉"加入他们的行列，他们表现得异常兴奋。不知道是出于好奇还是自己本身的原因，小海看到此情此景并不排斥，反而很快融入他们的气氛中。

就在那一晚，小海第一次与同性发生了性行为。后来小海确信自己是一个同性恋者，之后就在"同志"交友软件上结交了人生中第一个真正意义上的男朋友。

小海是个性格相对谨慎的人，在发生性行为时，大部分时间都是坚持使用安全套的。后来因为个人原因，他与男朋友分手了，感情上正处于低谷期，原先坚持使用安全措施的那根弦松了。他在交友软件上约了一夜情，并且发生了无套的危险性行为。

事后小海还存在侥幸心理，总觉得上天不会这么不公平，自己不会得病的，可是命运就是这么作弄人。一天午后，小海在寝室里上网，无意中看见一篇关于艾滋病的报道，对照自己，小海的心一下子缩紧了。带着惊恐和焦虑，他去当地疾控中心做了一次检测。几天的坐立不安、痛苦等待过后，检测结果出来了，证实为艾滋病病毒抗体阳性，小海感觉整个世界都要崩塌了。

一次未戴套留下终身遗憾

林是一名在读大学生，他发现自己和室友有点不同，男生们聚在一起最喜欢讨论的就是班里的女生，而他对这个不感兴趣，反而对帅帅的男生有些许好感。这种状态一直持续到一个高中同学刘的出现。

刘也在同一座城市读大学，高中时两人关系就比较好，一直保持着联系。同学相聚有说不完的话，不知不觉就聊到晚上。他们一起吃晚饭，一起喝了点酒，后来刘就带他开了房间，这是林的第一次。

有了第一次，就有了后面的很多次。在刘的带动下，本来对性懵懵懂懂的林在同性恋的道路上越走越远。交友软件的运用使林可以更方便地找到同性伙伴，基本上他找的也都是学校的学生，其间也有一个固定的同性伙伴，两人在一起三个多月，最后由于各种原因分手了。

从大一开始，林前前后后经历了十多个同性伙伴。虽然伙伴换得勤，但林自我保护意识还是挺强的，每次都是全程使用安全套，除了一个伙伴陈。

陈是林大二的时候认识的，本来跟林一起玩的时候说好会戴安全套的，但事后林发现陈没有戴，问他原因，他说安全套掉了，找不到了。当时林也没太在意，偶尔一两次没戴安全套在同性圈子里是很常见的事情。

两个月后，也就是期末考试那段时间，林得了重感冒，连续一周高烧不退，考试结果全部挂科。林隐约感觉自己有点不对劲，可也没多想。寒假回来，林准备去电影院做个兼职，就按电影院的要求去医院做了健康检查，就是这次检查开启了林一辈子的痛——体检结果不合格。医院通知他去抽第二份血，一周后确诊结果出来了，HIV阳性，也就是说林已经确诊感染了艾滋病病毒。

口交吞精也会中招

我不是一个喜欢回忆的人，尤其是悲伤的过去。感染艾滋病后，我更加不愿意回想过去这段路上的点点滴滴。跟所有感染者一样，悲剧的发生在于我没有把控住那道防火墙。

2011年上半年，我正在读大二，某天晚上上课的时候，半年前通过某交友网站认识的一个朋友突然在QQ上叫我，让我去他的住处陪伴他，其实无非就是做那事。

刚开始，本着好学生的态度，我是不想逃课的，最后架不住对方的言语诱惑，在第一节课下课后，我就逃课去了他的住所，悲剧就此发生了。

和以前一样，我们之间没有进行肛交行为，只是我给对方主动口交，最后吞精。没想到就这一次，我中招了。一个月之后，我发高烧39℃，到医院做了检查，结果显示阳性。后来我才知道，口腔环境跟肠道环境是一样的，稍微有破损，病毒就会乘虚而入，更何况是足量的精子。

记得我与他发生过两次性关系的时候去医院做过检查，结果是阴性的。也正是因为这样的检查结果，让我降低了防备之心，虽然对方职业很好，受到的教育也很高，可是这又能说明什么呢？在病毒面前，只要不采取保护措施，不管你是谁，都一样会中招。

利益交易下还会有爱情吗

有一次，在老乡兼同学小张的邀请下，我去参加了一次特别的酒会。酒会现场是清一色的男同胞，看到这些男人们在拥抱、亲吻，对性一无所知的我惊呆了。聚会中，有个叫小李的人对我发出了约会的邀请，我甚至都不清楚自己是什么时候离开酒会现场的。

回到校园后，想起看到的情景，一幕幕在我的脑海中不停地回放，我感觉自己的爱情观被完全颠覆了。这一次聚会，也让我的人生发生了彻底改变。

事后小李不断地联系我，想让我做他的"女朋友"，我本来就对男女之情一无所知，只觉得一片迷茫。每次放学后，我都会定时接到他的来电，邀请我去约会，出入各种娱乐场所，还经常带我参加各种宴会。我悲哀地发现学校内的学习已经变得索然无味，向往着校外的那种刺激而又新鲜的生活。

幸福的日子如此短暂，小李一次投资失败后，日子过得越来越拮据，我们那种风花雪月的日子一去不复返了，小李的脾气也越发暴躁。我每天除了在校内紧张地学习外，晚上还得回到两人的房子里照顾他的饮食起居。

一天，小李对我说："丁，有人答应给我的公司注资，但对方要求你陪他一晚，我希望你能看在往日的情分上帮助我这一次，让我渡过这个难关，这样我们就可以过从前的好日子了。"

"天哪，我成什么了？这种事怎么可能发生在我身上，为什么！！"我在心里不停地呐喊。"对方是谁？"我表面平静地问道。

"LC公司的柳先生，上次吃饭的时候见过的，他当时就看上你了。"

想不到我还是个香饽饽，我同意了。

"太谢谢你了，是我对不起你。我联系好后通知你吧。"小李感觉很是窝囊，自己竟然需要靠这种手段才能活下来。

几天后小李对我说："明天晚上，XX宾馆1118号房间，柳先生在那边，这是钥匙。""对不起！丁，我保证以后再也不会让你这样了。"小李发誓道。

完事后，柳先生打电话给小李："小李，小丁表现很不错啊，来签一下合同吧。想不到这么一笔几百万的投资，就靠这么一个男人搞定了，你以后可要好好对待小丁哦。"任何一个靠这种手段来活着的男人都是废物的代表，我不能再做这种事了。我当时内心这样想着。

某天，我一如既往地去小李公司上班，听前台几个女人在聊八卦："听说没，LC公司的柳先生昨天去世了。""怎么回事？""说是什么艾滋病，在重症监护室住了一个月，最终没抢救回来。""一个小学毕业的暴发户染上这病是迟早的事，早就听说他是个同性恋了，仗着自己有钱，还专门找那些大学生，这下好了，不知道有多少人会死在他手里。"

刚听到这里，我脑中一下子闪出几年前的那一晚，一幕幕情景不停地在我脑中出现，就好像发生在昨天。我感到身体一下子没有了力气，扶着墙壁走进办公室，不断颤抖着拨通了小李的电话："李，听说柳先生死了，艾滋病死的。我该怎么办？那一晚会不会传染给我？""你别急，不一定的，我问问，你等我消息，一切有我。"

次日，我和小李来到了市疾控中心，抽完血后，医生说："艾滋病在成年人中主要是通过性传播的，特别是现在男男性行为人群里感染率非常高，所以说现在安全性行为非常重要，在性行为过程中一定要做好保护，不能图一时的快乐，后悔终身。"医生接着说，"结果也已经出来了，HIV初筛阳性，你把身份证给我，我必须确认你的真实信息，再给你抽血，送上级疾控中心确诊。"

听完医生的话，我不知道后来这几天自己是怎么过的。我的人生该怎么走？我的理想怎么实现？我要如何面对自己的父母？如何面对这个社会？别人又会怎么看我？我真的迷茫了。

科学链接：

> 大学生对于性的了解大多来源于网络，家庭和学校的性健康教育普遍缺乏，首次性行为的发生时间越来越早，保护措施却往往不到位。许多大学生并不知道安全套的正确使用方法，也不了解其在预防艾滋病和性病中的重要作用，更不了解当前艾滋病和性病在社会和大学生中流行的形势，造成部分学生特别是实施男男性行为的学生发生无保护性行为。部分大学生缺乏基本的自我保护意识，与背景不明的社会人员交往。当前社会和家庭强调女性需要被保护，却忽视了男性同样也有被性侵的风险，因此男生也需要有这方面的意识，家庭和学校也应加强这方面的教育。

小小"糖丸"毁了青春

刚从高中填鸭式的教育里走出来的小康，忽然发现大学的课程这么轻松，没有日常作业，老师上课不一定点名，家里也管不到，一切都这么自由！小康的家境不错，给他的生活费也比较充裕，这让他感到大学生活无比快乐和自由。

大一下半学期，小康加入了社团，认识了一些高年级的学长。性格大方的他经常请学长喝酒吃饭、去KTV唱歌，学长们都觉得小康仗义，便经常带他一起玩乐。慢慢混熟以后，有学长说一群男生唱歌没啥意思，系里女生本来就少，不是有男朋友就是长相普通，就约大家去酒吧找其他女孩玩乐。

在学长阿克的带领下，小康第一次进了酒吧。在酒精、劲爆音乐、霓虹灯光的作用下，小康和舞池里的男男女女一起摇摆、蹦跶，从来没这么开心过。这种新奇感让小康忘记了烦恼、忘记了忧愁，他觉得在舞池中央尽情旋转的自己有一种称王称霸的错觉，实在太美妙了。

于是，隔三差五，小康就会去夜店酒吧玩，还在学长阿克的引荐下认识了酒吧老板标哥。标哥膀大腰圆，脖子上挂着一条霸王金链，笑脸相迎每一个进酒吧玩乐的人，对小康更是照顾，经常派好几个陪酒姑娘和小康一起喝酒、跳舞。小康一开始还很矜持，毕竟和女性交流少，但是在学长们以及标哥的示范、怂恿下，他渐渐地从跳迪斯科变成了跳"三贴热舞"，小康的手也从姑娘们的肩膀慢慢游向其他部位。

有一次酒吧举行圣诞晚会，场面很火爆，老板还请了漂亮模特表演性感热舞，小康彻底迷醉了。酒过三巡，标哥问小康要不要享受更刺激的，小康想也没想就同意了，交了不菲的入场费，进了酒吧最里面的小房间。

房间的门上写着"神仙谷"三个字。推开门，里面已经有几对男女在喝酒、聊天、K歌，大多是一些富二代公子哥。其中有个眼睛有点突出的阿龙催促道："标哥，你快点把'仙丹'拿来啊，我们来这里不是听你叽叽歪歪的。"标哥还是一贯笑呵呵的："好、好，马上、马上！"说完让小康坐下来，还招呼个姑娘陪他，然后从口袋里掏出一个小包，里面倒出了一些红红绿绿的"小糖丸"。

一开始，小康还有些警惕，不知道"小糖丸"是什么东西，不敢去碰。但是周围人几句"这都不敢吃，吃了你会和神仙一样飞起来哦"、"你还是不是男人啊"，说得小康血脉贲张，来不及多想，就和着酒吃了几粒，心想：反正你们都吃，总不会是毒药。小康的"爽快"引来一阵欢呼，小康有点得意。接着，其他几个男男女女也都吃了……几十秒后，小康的头有些恍惚。这时他看到标哥悄悄退出房间，连房门上的"神仙谷"三个字也变得有些摇摆不定，低头看着怀里的姑娘，眼神迷离了起来。

就是这一次，小康初尝禁果，开始有了性行为。一切都是凭着本能的冲动在对方的诱惑下发生的，更别说使用安全套了。

从此，小康去酒吧不再是跳舞、喝酒这么简单了，几天不吃"小糖丸"，他就有点烦躁、不舒服，吃了又能体验那种极致的快感。小康还变着法子带陪酒"小姐"开房、洗浴，有时甚至和好几个女人一起。

标哥从一开始的免费提供"小糖丸"，到后来以东西珍贵、来货不便等理由推托。但这时的小康早就已经上瘾了，花什么代价都要吃了才能消除瘾头。他控制不住自己，只知道吃了会更快乐，吃了自己在性方面会更"猛"。到最后，小康的生活费几乎都花在酒吧里了，人越来越瘦，毒瘾却越来越大，成绩更是一落千丈，几乎都挂了科。小康还骗家里人说自己要买好的山地车和同学一起骑行，然后把父母给的万把块钱直接买了"小糖丸"。

后来，小康才知道自己服用的是新型合成毒品，主要成分就是冰毒。小康也在最后一次酒吧的聚众吸毒淫乱时被警察抓了现行。当时的场景糜烂不堪，十几个男男女女一丝不挂，分不清谁和谁发生了性行为，男的和女的或者男的和男的也不清楚，许多男性的后面还有不同程度的出血，唯一相同的是他们都没有使用安全套。

科学链接：

> 所谓合成毒品，是相对鸦片、海洛因这一类传统麻醉毒品而言的。鸦片、海洛因主要取材于天然植物，合成毒品是以化学合成为主的一类精神药品，它直接作用于人的中枢神经系统，有的有兴奋作用，有的有致幻作用，有的有中枢抑制作用，因为是近年才在中国出现滥用，并且多发生在娱乐场所，所以又被称为"新型毒品"或"俱乐部毒品"。虽然合成毒品几乎都是通过口服或者吸入进入人体的，不像传统毒品那样使用共用针具而直接导致艾滋病的传播，但是使用合成毒品后产生的幻觉和提升性欲的作用更大，而吸毒人群往往聚众服用，极易导致用后性乱甚至群交。在这样的情况下，安全套的使用率更低，极易导致艾滋病传播。

英雄救美之后她误爱吸毒的他

小艾从小生活在一个幸福美满的家庭，虽然她的爸爸妈妈只是一般的工薪阶层，但他们总是尽自己所能地宠她、爱她。她也一直努力地回报他们的爱，无论是在生活上还是学习上，她都是爸爸妈妈眼中的乖女儿，是老师眼中的好学生。

小艾顺利地考上了理想中的大学。为了减轻家里负担，也为了让自己的大学生活更加充实，她找了一个帮学生补习的工作。一次家教课结束得比较晚，天都黑了，她匆匆地跟学生家长告辞，开始往回走。学校离学生家比较远，而且要经过一段比较偏僻的路。走着走着，突然她被猛地一撞……等她从跌坐在地上的痛苦中回过神来的时候，她发现自己的包不见了，里面有她的手机和今天刚领的工资！

小艾忍痛从地上爬起来，努力追赶那个黑影，并大喊"抢劫啦！"可是天那么黑，这里又偏僻，谁能帮她呢？她心里绝望极了，一分神，又不知被什么绊倒了。这时，疼痛加委屈全部涌上心头，小艾忍不住哭了出来。哭了一会儿，一个熟悉的东西出现在她的眼前，泪眼朦胧中，她看到了自己的包以及一个人的手。小艾接过包，来不及反应，手的主人已经转身，她只看到一个背影，听到他说"快回去吧"，语气平淡，她却觉得在这样的夜里异常温暖。

那次以后，小艾辞掉了补习的工作，只是会在某个时刻发呆，想起那个背影和那个清冷的声音。当小艾以为自己跟那个人不会再有交集的时候，却没想到一次偶然的机会，又让她遇到了他。那天下午很冷，小艾在寒风中冻得直跺脚，约好一起吃饭的室友迟迟没有露面，一抬头，视野里却意外地出现了一个背影，一个她一直难以忘怀的背影。他在接电话，是记忆里那清冷的声音。

小艾也想不到从哪来的勇气对他喊道："能留下联系方式吗？"他虽然一愣，但还是把号码留给了小艾。小艾拿着号码，呆呆的，看着他远去的背影。

后来，小艾才知道他叫阿木，是传说中不是"好人"的社会青年，但她相信他是不一样的，他是善良的，至少他会帮一个根本不认识的人抢回包！小艾跟他的联系越来越密切。

他的世界跟小艾从小生活的世界完全不一样，那么丰富多彩，小艾渐渐喜欢上了这个新世界。在阿木的哥们叫她"大嫂"的打趣下，小艾跟他真的在一起了。那时，小艾觉得很幸福，阿木提出开房的要求她也没有拒绝，因为她觉得跟喜欢的人在一起并没有错。

从那之后很久，小艾都过着白天一个世界、晚上一个世界的生活，并乐此不疲。直到有一天，她开始一直发烧，咳嗽，不想吃东西，人变得虚弱并且消瘦，吃了退烧药也不见好，最后没办法去了医院。医生听了她的叙述，眉头皱了一下，然后轻声安慰她说："别紧张，先去做一下检查。"小艾拿着卡，抽了血，心里好像有不好的预感。

回到医生的诊室，医生看了报告，说："你得了艾滋病。"

知道自己得了艾滋病的消息，小艾万念俱灰，痛不欲生。她收拾了一下东西就去找阿木，她要当面问个清楚。阿木告诉小艾他吸毒，他也不知道怎么会这样，还跟小艾说了一声"对不起"，小艾打了他一巴掌说："我们结束了。"然后愤然转身离开。

令人发指的男男性侵行为

小方在读初中时就意识到自己的性取向和别人不一样，喜欢和帅气的男生在一起，但他一直压抑着自己的情感。这一方面是因为不了解同性恋这个圈子，另一方面也不知道向谁倾诉。

2011年他考上了省外的一所"211"大学。起初，他与许多人憧憬中的大学生活一样，开始谈恋爱了。"我也试着像其他'直男'一样，跟同年级的一个女生交往过，但是独处的时候总是感觉很奇怪，也没有什么共同语言，半年后我们就分手了。"此后，小方心中一直隐藏着自己的秘密。"后来我发现，原来不是自己一个人，周围有好多同学、朋友甚至老师也有同样的性取向，于是开始接触同性交友群以及手机APP，慢慢接受了自己是'同志'的事实。"

"大一的时候，我在交友软件上认识了一个学长，长得很帅气，跟他聊了两天还挺投缘的。我觉得他就是我心目中另一半的样子，后来就约出来见面了。"小方说，"当时自己也挺傻的，逛了一会儿，他说有点累，想开房休息，我就傻乎乎地跟他一块去了。"就这样，小方第一次和同性发生了性行为。"当时学长带了安全套和润滑油，看来是早有准备的。本以为可以和这个学长交往下去的，结果在一夜情之后他就对我爱理不理，后来就断了联系。"小方叹了口气，"当时也是很傻很天真吧，其实后来才发现这个圈子里所谓的爱情，很多都是第一次见面就上床，有些人的甜言蜜语其实只是为了和你'约一炮'。"

在这之后，小方又陆陆续续通过同性交友软件交往了十几个同性朋友，有些时间比较久，有些只是一夜情。他们当中，有的是和小方一样的在校学生，有的则是社会人员。

"可能是我长得还算可以吧，约我的人挺多的……"小方说着，脸微微有些泛红。"当时也知道圈子里比较乱，加上之前在一些活动中和网络上都了解过艾滋病，得了这病肯定是死路一条，而且被人知道也很丢脸，所以自己都有使用安全套的习惯。"从小方的描述中得知，他一直有着艾滋病防范意识，即便是发生高危行为也会做好保护措施。在半年前，他还主动参与过学校所在地疾控中心组织的检测活动，结果是阴性的。

"但是这次我真的……"小方说着，泪水开始止不住地从眼角滑落。

原来三个多月前，在好奇心的驱使下，他在交友软件上约了一个附近的网友去某知名"同志"酒吧看表演，正是这次的不谨慎，让他追悔莫及。

"以前我们不认识，就聊了几天，然后约好一起去酒吧看表演。我们两个是'同号'的，我想应该不会发生什么。结果到了晚上就喝醉了，我也不确定是不是被下了药，他背着我到了酒店，开完房间我就吐了，然后就睡着了，迷迷糊糊的，感觉好像有人在我身上。第二天醒来的时候，我发现自己一丝不挂地躺在酒店里，后面有点痛，而且湿湿的，那个网友不见了。一开始我还通过软件联系上他，他说自己没病，还发了一张快检阴性的照片给我，然后就把我拉黑了，再也联系不上他。"

此时的他已然明白，自己是被性侵了。小方到浴室把自己彻彻底底地清洗了一遍，他觉得自己变得很肮脏，同时也很无助。

随后，他来到酒店前台询问，被告知酒店房间是用他的身份证开的，因此也无法找到那个网友的个人信息。他想过报警，可是没有证据警方是不会立案的，更何况还会暴露自己的性取向。

也许是侥幸心理吧，他认为就这么一次无套，运气应该不会这么差。过了一个星期，他从网上买了试纸检测，结果是阴性，当时想着应该没事了。然而，由于艾滋病存在长达三个月的窗口期，一周时间内很可能不足以产生可以被试纸检测出的足量抗体。

"我一个月前就摸到自己脖子上的淋巴结有点肿，而且最近一直发烧，人也没什么力气。我在网上看过，这个应该就是急性感染期的症状吧。前天又买了三根试纸自己测了，第二条都是隐隐约约的红线。"

当小方看到自己的确诊报告单时，觉得命运跟他开了一个天大的玩笑，仅仅就是这一次无保护性行为，让他感染了艾滋病病毒，除此之外，他还同时感染了梅毒。

本章小结

从以上这些故事中我们发现，大学生感染艾滋病的来源较多，主要集中在防范意识不足、性行为不采取安全措施、男男同性性行为、多性伴滥交、商业性行为、一夜情、吸毒以及性侵犯等。尤其是安全防范意识不足及男男同性性行为是大学生感染艾滋病最主要的原因。

本章内容涉及的这些案例故事，都是发生在我们身边的真实事件。他们在提及曾经感染的经历时都百般心痛，万分悔恨，大部分人都不愿意再回忆那段噩梦，这是他们脆弱的时刻，是人生永远都无法抹去与忘怀的危情记忆。

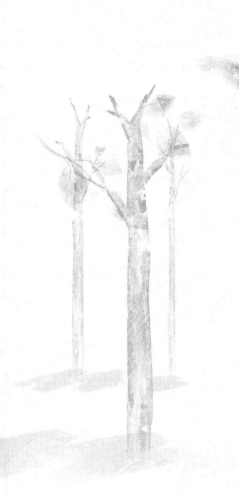

第二章

危情时刻的软弱

——他们是如何感染艾滋病的

我们知道，艾滋病有三种主要的传播途径：一是性传播，二是血液传播，三是母婴传播。在过去的几年里，吸毒、卖淫嫖娼、非法输血卖血行为等是艾滋病最主要的感染因素，而近年来我国报告病例90%以上都是通过性传播感染的。大学生是受过高等教育的群体，他们中大多数人对一般的艾滋病常识是有一定的了解的，也深知艾滋病的严重危害，但是为什么他们近几年的感染人数会屡屡上升呢？

根据我们对这些大学生人群的感染原因分析发现，通过性传播引起的艾滋病的高危行为集中在这几个方面：多性伴、男男同性性行为、肛交行为、口交行为和无保护性行为等。这些高危性行为导致艾滋病的最直接因素就是他们在性行为中没有使用安全套！

从目前来说，使用安全套是唯一有效防止性病及艾滋病传播的方式。

多年来，我国政府和相关部门一直都很重视艾滋病的防范，认识到随着国家对外开放和社会经济发展，性自由度不断加大，因此广泛提倡使用安全套，减少性伙伴，以遏制艾滋病的流行。同时，各地也采取了相应的措施，在很多场合都设置了安全套自动售货机，此外，在药店、校园商店或者网上也都很方便地就能买到安全套，但为什么还是有年轻人会感染艾滋病呢？

我们从上面这些感染者的经历中或许可以找到答案，他们的染病过程大致可以分为以下几种类型。

一无所知型

有位感染者对自己不用安全套进行性行为是这样描述的：中途对方把套子拿下来时，倒也并没有很在意，因为即使射进去了又怎么样？又不会怀孕。他认为安全套只是保护女性不会怀孕的工具，并没有考虑到它还能够防止疾病传播。

还有的人不知道艾滋病会通过性接触传播，以为只有注射毒品才会感染艾滋病，所以在进行性行为时根本就没想到要戴套。比如小康，在他的意识中，吸毒往往都是靠注射的，以为只有共用针筒才会得艾滋病。后来在向他普及艾滋病和新型毒品知识的时候，他捶胸顿足、懊悔不已。假如小康能早一些接触到艾滋病和新型毒品的知识，也许他就不会走上这条道路了吧。

有的男同学虽然听说过同性间发生性行为感染艾滋病的可能性较高，但并不清楚这是为什么，更不理解"肠道比较脆弱，容易出血，较易感染"这句话的意思。

还有些男同学对什么是同性恋和男男同性性行为传播艾滋病的风险了解不清，虽然对男男同性性行为开始时是排斥的，可后来抵挡不住对方的死缠烂打和言语诱惑。有位感染者说，当网友要求住在他家时，内心虽然拒绝，却没好意思说，最后还睡在同一张床上，然后发生的事他自己都说不清为什么，天干物燥，干柴遇到烈火，一下子就迷失了。

以上这些情况都属于对性知识、性取向和艾滋病预防知识了解不够，没有防范意识而导致的，这些同学对性行为可以传播疾病处于一种无知的状态，更不清楚安全套的保护作用。

科学链接：

> 坚持正确使用安全套可以在男男同性肛交性行为中发挥物理阻隔作用，防止精液或前列腺液内的HIV经肛肠黏膜进入体内。安全套预防性病、艾滋病传播的效果确实、可靠，已得到大量科学研究和长期疾病防控工作的证实。

追求爽快型

很多男生对安全套的保护作用是有所了解的，在最初的性行为中也会使用，因为它能证明自己是一个不折不扣的男人了，而且还能避免麻烦。可是等他们发生性行为的次数多了，就喜欢更直接的性交方式；而且戴套的感觉与不戴的感觉完全不同，有人说戴套就像穿着雨披洗澡，很不爽，所以能不戴就不戴。不戴的次数多了，换了不少性伙伴都没染病，他们在思想上就麻痹了，没了怕感染的恐惧心理。

还有的男生认为戴套的过程过于程式化，做爱很多时候是冲动的，而安全套必须在阴茎勃起时才能套到阴茎上，这就意味着要中途打断他们的性活动，这样的"小插曲"让他们感觉很不愉快，所以在心理上他们也是拒绝戴套的。

更多的感染者开始时会提醒自己和陌生人发生性关系时必须戴套，但在对方"不戴套会更爽"、"戴套不舒服"的言语刺激下，加上自己本身也有不戴套更爽、更刺激的心理暗示，所以就心怀侥幸，认为几次性体验都未发现异常，逐渐放松了警惕。

当然，还有些人本身危险意识薄弱，在经过一两次性体验后欲罢不能，于是经常在网上搜索猎物，与各种认识或不认识的人发生性关系，并且为了追求性快感，刻意不使用安全套，还认为那样是最快乐的日子。

可是"常在河边走，哪有不湿鞋"的，这种危险的性行为最终让他们付出了沉重的代价。

追求真爱型

在这些感染者中，有些人在性行为时不戴套，是因为他们觉得真爱之间不应该有隔阂。所以当他们遇到一个和自己做爱的心仪女孩时就觉得自己遇到的是真爱，幻想着可以与之地久天长，永远在一起，不能让安全套成为两个人之间的阻碍。

还有的人错误地认为，不采取任何保护措施的性爱才是真爱，没有任何阻碍的性爱才过瘾刺激，两个人应该相互信任，所以不需要戴套。

有些女生也认为戴套等于不信任男友，爱他就要毫无保留地献出自己的一切。比如故事里的小艾，就抱着对对方绝对信任的心态，没要求男友戴套。

就这样，他们在性行为时，一方面在心理上觉得戴套是一种隔膜，是两个世界，两个人没有真正达到身心结合；另一方面，戴套做爱时不能得到彻底的性快感，等于对方不能完全接纳自己，所以就选择了不戴套。但事实上情况并不是他们想象的那么简单，很多人的过去我们并不了解，特别是一些男同性恋者，往往不止一个性伙伴，你能保证对方是安全健康的吗？

外貌协会型

很多大学生虽然知道艾滋病是一种严重的性传播疾病，但是总感觉离自己很远。如果对方外貌健康、文静清纯，往往就带有一定的迷惑性，在思想上就麻痹了。

这种情况大多发生在异性性行为中。比如故事里那位医科大学的学生，认为自己认识的网友看起来都很干净健康，她们自己也都说自己是清纯的、健康的，面对这些漂亮的女性时他就失去了应有的警戒心，以为对方很安全，忽略了安全套的重要性。

有些男同性恋者也认为对方干净斯文，温柔沉稳，看上去很有安全感，就被他们的外表迷惑了。比如那位交换生阿魏，他认为对方外表看起来很安全，就放松了警惕，大意到没有使用安全套。

其实他们这种心理也是对性知识和艾滋病预防知识了解不够导致的。艾滋病病人和艾滋病病毒感染者在感染后很多年与正常人并无区别，从外表上是根本无法鉴别的，所以不能仅仅因为外表干净就认为是安全的。

碍于面子型

这种情况大多出现在一些特殊的场合，有些男同性恋者发现自己的性取向不同后，在网络上通过一些同性恋群找到了"组织"，认为"回家的感觉真好"，所以就去了一些男同聚会的场所。在聚会中，大家都不戴套，有些还起哄说"不戴套更舒服"。这往往会让初次涉猎这种场合的他们不知所措，即使他们有意想戴套，但是周围人的起哄和纵容，让他们碍于面子，又心怀侥幸，最后只能随波逐流。

在现实生活中，大多数男同性恋者很难找到同伴，所以他们需要一种认同感，在这种场合往往迫于面子，虽然心里是隐约希望戴套的，但是大家都不戴，而且都认为"戴套不爽"或者"不够哥们"之类，虽然这仅仅是笑话，但听起来很刺耳。很多人碍于面子，不希望自己站在这种社交圈外。

此外，男同性恋者在一对一的场合中，如果对方说自己是身体健康的，他相信你，你也要相信他，戴套的话，两人之间的信任感就没了，担心对方会说"难道还怕我传染性病给你吗？"为了不扫对方的兴，往往也就不再坚持戴套了。

还有一些男生原本并没有性取向问题，但是被刺激感官的网站内容迷惑，萌生好奇和想要尝试未知体验的欲望，涉猎有关"同志"的内容，加入论坛的QQ群，认识各色网友，参加各种聚会，为了证明自己属于这个"组织"，大家都不戴套，他也就不戴套了。

自以为是型

这些人对艾滋病和性病是有一定防范意识的，但是他们自以为是地认为自己掌握了基本的疾病常识，能判断对方是否患病，却不知艾滋病也有窗口期和潜伏期。当对方说自己是身体健康的，他们就信以为真，以为一切都是保险的，所以就不采取自我保护措施了。有位感染者说，在自己第一次发生不安全性行为时，内心虽然有些担心害怕，但是被从未体验过的感觉所麻痹，加上对方告知其经常去体检，自我保护意识和防备之心瞬间破裂。

还有些人具备了一些艾滋病知识，知道艾滋病的症状和体征，甚至会观察对方的身体状况，有些人还会摸摸对方的淋巴结进行试探，但是对方在外表上根本看不出异常。有位感染者在性行为时虽然发现对方身上有红斑并警觉了一下，但对方说只是过敏而已，还说单位每年都体检，身体很好，加上对方有着体面的工作，又能花言巧语，于是立马相信了。

有的人知道性行为可能感染艾滋病，也会尽量避免直接性接触，但他们误以为只要口交、舌吻就不会感染艾滋病。其实艾滋病病毒是通过体液传播的，口腔环境跟肠道环境是一样的，一旦口腔黏膜有破损，病毒就会长驱直入。

自暴自弃型

有一些男生在失恋后变得颓废，借酒消愁，并在酒精的驱动下，找按摩店小姐，用一夜情麻痹自己，最终陷入对女性的彻底失望，开始和男性发生性行为，并且疯狂地进行多性伴交换游戏。前面故事里的小武就是这样，在四个月时间里和十多位男性发生了无保护的性行为。

有些男同性恋者在开始时也坚守爱情理想，希望和一个固定的伴侣相伴到永远。但是他们看到"男同圈子"里大多数人抱着玩乐的态度，一两次受伤后也被同化了，开始放纵自己。因为在圈子里，一夜情非常普遍，即使作为大学生有着基本的防范意识，开始用套，但放纵时间久了，没发现异常，思想上就放松了，自暴自弃地不再戴套。

有些男同性恋者在发现对方背叛后，逐渐认识到同性交友真正谈感情的占少数，更多的只是为了寻求肉体上的欢愉和刺激，很少有长期稳定的性关系，于是开始频繁更换性伙伴，一夜情行为、"约炮"行为、多性伴行为……他们在几次无保护行为后没有发现危险信号，就自欺欺人地认为自己不会那么倒霉，从此走上了不归路。

害怕麻烦型

有的男生说不喜欢戴套，是因为嫌它麻烦。每次来兴趣时要提前准备好，没有的话还要出去买，去买的时候又怕被人看到，感觉不好意思。

还有些人对艾滋病是有所了解的，知道不戴套进行性行为是不安全的，但最后的性冲动难以克制，所以根本就来不及戴套。再者，他们觉得购买安全套需要花钱而且麻烦，在公众场合购买时很不好意思，还是不用的好，省钱又省事。

科学链接：

> 目前我国青年学生中艾滋病流行呈快速增长趋势，主要传播方式为男男同性性行为，其次为异性性行为。艾滋病目前没有疫苗可以预防，拒绝毒品、自尊自爱、遵守性道德是预防艾滋病的根本措施。坚持每次正确使用安全套，可有效预防性病、艾滋病的经性途径传播。

以身相许型

在感染者中也不乏被迫无奈的受害者，他们或是因为失恋，或是被人利用，借酒消愁，被一些所谓的关心所打动，被动成为别人发泄的对象，自己却毫无反抗意识和保护能力。

有的人因为对方一直关心呵护自己，就以身相许，半推半就地和对方发生了危险的性行为，但是他们往往并不了解对方的身体状况，更不了解对方究竟有几个性伙伴。

有的男生做了别人的"女朋友"，把自己的一切都托付给了对方，因为对方有恩于自己，就答应了对方的一切请求，包括把身体出卖给陌生人。

有些社会上的男同性恋者，在看到年轻、健康的"小鲜肉"时，也会流露出一种兴奋关爱的表现，并时常以经济利益进行诱惑，很多爱慕虚荣的年轻人就容易沦陷其中，成为他们的工具。

吸毒性乱型

有少数学生是因为吸毒后误入歧途，在毒品的麻醉下放纵性乱而染病的。故事里那位吸毒者小康说自己几天不吃"小糖丸"就有点烦躁、不舒服，只知道吃了"小糖丸"会更快乐、在性行为方面会更猛。他们在吸毒后陷入迷乱的状况中，已经分不清和谁发生了性行为、和多少人发生了性行为，也不知道对方是男的还是女的，就这样在毒品的刺激下，追求一种极致的快感，更不要提戴套了。

科学链接：

坚持每次性行为正确使用安全套，可有效预防性病、艾滋病的感染与传播，但使用安全套并不意味着可以放纵个人的性行为。

正确使用安全套需要注意以下几点：

1. 选择质量合格的安全套，确保使用方法正确。

2. 使用前应特别留意安全套的出厂日期和有效期，确保安全套不过期；要将安全套前端的小囊捏瘪，排出空气。

3. 每一次性行为都要使用新的安全套，不重复使用。

4. 全程都要使用安全套，即在阴茎接触阴道、肛门或口腔之前，就要戴上安全套。

5. 良好的润滑剂对防止安全套破裂是很重要的，只能使用水性润滑剂；油性润滑剂容易造成安全套破裂，不宜使用。

6. 射精后应立即抽出，注意安全套有无破损。如有破损，应考虑去相关机构进行咨询检测。

本章小结

　　我们提倡在危情时刻戴安全套，因为它具有很好的保护作用，可以有效预防艾滋病、性病的传播。但是，安全套不是万能的，目前世界各国的社会调查研究得出了共同的结论：凡是性自由盛行、家庭震荡解体严重的地方，青少年问题和各种社会弊端就越严重，艾滋病的流行也越难以遏制。关于大学生艾滋病感染者更深层的原因，我们将在下面的章节里继续分析和解读。

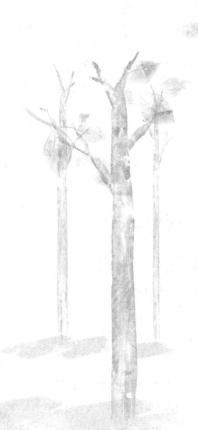

第三章

倾斜的世界为何会倒塌

——他们为何会与艾滋病沾边

作为青年学生的优秀分子，高校学生接受过良好的高等教育，心理素质和认知水平都比未接受过高等教育的同龄人强。但是报告艾滋病疫情数据表明，偏偏是这部分人群近年来通过性传播感染艾滋病的人数越来越多。这种现象值得我们深思。

那么，究竟是什么原因导致这些人在花样年华过早地凋谢呢？

性观念很开放，危险意识却不强

随着社会的发展和进步，人们对性行为的接受程度越来越高，有一项针对北京、上海、广东、西安等30多所高校的摸底调查表明：有六成以上的大学生接受性解放、性自由的观点。

浙江省疾控中心2015年大学生哨点监测数据表明：有过性行为经历的大学生，首次性行为安全套使用率为61.8%，54.3%的人有同居异性朋友，最近一次与固定性伙伴发生性行为时安全套的使用率为77.0%，最近一年坚持使用安全套的比例为62.5%。19.1%的大学生有过临时性行为，最近一次性行为中安全套的使用率为79.5%，最近一年坚持使用安全套的比例为63.6%。2.7%的大学生有过商业性行为。在有过性行为经历的男性青年学生中，3.7%的人近一年与同性发生过肛交性行为。

与此同时，大学生人群对性知识的缺乏和对性病、艾滋病的危险防范意识却让人担心。调查表明，90%的大学生知道艾滋病的知识，但是不知道如何正确防护和预防艾滋病。有些学校已经把性教育纳入课程，却很少有防"艾"课程。有些高校的防"艾"讲座，甚至遭遇只有七八名同学参加的尴尬场面。

截至2015年10月，我国报告现存活15～24岁青年学生艾滋病病毒感染者和病人约9200例。在这些大学生艾滋病感染者中，也不乏医学生和研究生，他们错误地认为只要不是吸毒、不是和暗娼进行性行为就不会得病，自己接触的人群大都是自己信任的人，或者是同龄人、是好朋友，好朋友之间的性行为是安全的，艾滋病、性病离自己很远很远。

殊不知，艾滋病属于性传播疾病，艾滋病病毒在感染者的血液、精液、阴道分泌物等体液中存在量大，具有很强的传染性。如果有一方感染了艾滋病病毒，就会传染给另一方。尤其是男男同性性行为，黏膜破损感染的概率更大。

有些男同性恋者也知道发生同性性行为感染性病、艾滋病的概率很高，但是使用安全套的比例仍然很低。一项针对男同性恋者的性行为调查发现，89.7% 的男同性恋者在最近 6 个月与男性发生过插入性性行为（包括肛交和口交），但每次都坚持使用安全套的比例很低，尤其是肛交，仅占 39.5%，而 97% 的调查对象已意识到不使用安全套可能感染艾滋病，但是仍然抱有侥幸心理。

部分学生对自己感染艾滋病一无所知，仍在无防护措施的情况下与他人发生性关系；还有些人在明知感染的情况下，继续与多人保持性关系。这些危险意识极度薄弱的行为，其深层次的问题，有的人可能是因为追求刺激和享受，而有的人是根本不在乎自己和他人的健康。

科学链接：

如何预防艾滋病：

1. 洁身自爱，遵守性道德，不搞性乱行为。

2. 发生性行为时坚持使用安全套，减少感染艾滋病、性病的危险。

3. 生病时到正规的医院看病，避免使用未经消毒的医疗器械。

4. 远离毒品，更不能共用注射器吸毒。

5. 不共用可能会刺破皮肤的用具，如剃须刀、修脚刀等；尽量避免接触他人的体液、血液；不用未消毒的器具穿耳孔、文身、美容。

好"基友"问题导致男男性行为增多

调查表明，世界上许多国家和地区，艾滋病感染者是以男男性行为者为主的。

2015 年浙江省疾控中心 6 个男男性行为者监测哨点监测男男性行为者 2571 人，样本主要来源于网络招募、浴室 / 桑拿 / 足疗 / 按摩店、酒吧 / 歌舞厅 / 茶室 / 会所、公园 / 公厕 / 草地等。男男性行为者最近 6 个月发生同性肛交性行为的比例为 79.2%，最近一次发生肛交性行为中安全套的使用率为 87.4%，最近 6 个月同性肛交性行为中坚持使用安全套的比例仅为 52.5%。最近 6 个月发生同性商业性行为的比例为 3.7%，最近一次同性商业性行为中安全套的使用率为 89.3%，最近 6 个月同性商业性行为中坚持使用安全套的比例为 57.3%。男男性行为者中 0.5% 的人有吸毒史。5.7% 的男男性行为者最近一年曾被诊断患有性病。

在英文中，男男同性恋的英文单词为"Gay"，和广东话"基"同音，所以"基友"一词指的就是男男同性恋者。关于男男同性恋，其实在我国古代小说和历史上就有记载，古代称之为"龙阳之好"、"断袖之癖"等。

不过"基友"一词，对于新一代的年轻人来说，也常常指生活步调在一个节奏，或者相处很好的同性，泛指好兄弟、哥们、死党、战友、竞技游戏上的队友、网友。但一般主要用于特别好的、暧昧的男性友人关系。

据研究，同性恋的形成原因大体上分为两类：一类是先天性的，就是生来就是同性恋，或者说是由基因决定的；第二类是后天性的，也就是被影响而成的。这涉及环境影响、周围人群的行为影响、心理学等范畴。

通过对大学生男同性恋者染病案例的分析，我们不难发现有以下几个原因。

一、我们称之为性取向不同，他们关注的对象就是同性

比如说小强，从小父母就把他当成女孩抚养，给他穿颜色鲜艳的衣服，把他打扮得漂漂亮亮的。那时的小强也一直以为自己是个女孩，喜欢女生的一切爱好。通过网络，他渐渐地明白了，原来自己喜欢男生是因为自己的性取向不同。

再比如前面故事里提到的小林，他从小就对男生有特殊的感觉，但他开始并不知道同性恋这几个字，以为只是类似好朋友的感觉。到了高中，这种感觉越来越强烈，但还是能控制得住，只是很多时候他并不喜欢和女生在一起，而是更想和自己喜欢或者欣赏的男生一起玩耍、吃饭。上大学后，通过发达的网络，他接触到很多"同志"交友软件，发现原来有一帮这样的"同志"，渐渐地就着了魔。

小方也是同样，读初中时就意识到自己的性取向和别人不一样，喜欢和帅气的男生在一起。考上大学后，他与许多同学一样开始谈恋爱了，跟同级的一个女生交往，但是相处的时候总是感觉很奇怪，也没有什么共同语言，半年后就分手了。此后，小方发现周围有好多人也有同样的性取向，于是开始接触同性交友群以及手机 APP，慢慢接受了自己是"同志"的事实。

对于性取向，我们并不想做太多讨论，因为世间万物的存在即有它的合理性。虽然"同志"文化在中国并不被主流社会所接纳，但它确确实实存在着，隐藏在社会的各个领域。

二、因为家庭不幸，从小缺爱，性格孤僻，外界的关怀无论是同性的还是异性的，都很容易被他们当作真爱而陷入其中

前面故事里的小海，就出生在这样一个问题家庭。父亲好吃懒做，好赌成性，母亲懦弱善良，还经常受到醉酒的父亲殴打，只有姐姐从小关心他。姐姐到北京上大学后，靠勤工俭学供养小海顺利地读上大学，所以小海一直盼望着自己有一天能够赚钱养家，于是在大学期间就出去打工赚钱，并因此在社会上结识了一些朋友。在灯红酒绿的夜场工作中，他结识了越来越多的社会上的复杂人群，甚至

还有了所谓真心爱他的"男朋友"，几次无套性行为后就感染了艾滋病。

自卑男孩 H 也出生于一个偏僻的农村，父母在外打工，他小时候一直是跟着奶奶长大的。14 岁那年，H 的父母离婚了，之后他就跟随父亲生活。由于父亲在工厂上班很辛苦，他要独自承担洗衣服、烧菜等家务活。H 说他会成为一名"同志"，或许是天生的基因使然，或许与后天的环境因素有关。因为父母离婚，让他对于男女之爱存有疑问，有点抗拒，所以一直没找女朋友，后来在大学里也没主动去找异性发展为女朋友……在 H 刚接触男同圈子时，他想找一个自己喜欢的人厮守在一起。他需要一份被认同感，这促使他通过网络、男同交友软件、微信等方式，不断地寻找性伙伴，经常在群里与"基友"见面"约炮"。

农村男孩小王算是一个有点内向的男生，他孤僻、寡言，还带着些许叛逆，一直以来都是别人父母教育子女的反面教材。然而，家庭贫困带来的自卑以及对融入群体生活的渴望，使他从未被人真正理解，就这样，没有欢笑，没有打闹，有的只是一个人孤孤单单地走完了苦涩的童年。在一段浑浑噩噩的大专校园生涯过后，因为没有傲人的学历，也没有强大的背景，注定了只能选择一个人外出打拼……和陌生人小彭的第一次见面就谈得非常热络，小彭知道他是个内向的人，就非常大方地带他去认识各式各样的朋友，后来甚至还把自己一个人在外打拼的经验无私地奉献给他。那一瞬间，小王的心突然变得暖洋洋的，一种前所未有的安全感让他沉溺其中。从那以后，他们接触得越发频繁，终于在一次不经意的醉酒过后发生了第一次"亲密接触"。

上面这些孩子，他们从小生活在物质贫困、缺乏关爱的家庭里，正如 H 所说，可能是天生的基因与后天的环境因素影响参半，更多的可能是后天受到周围环境的影响，让他们迷失在同性的关怀和温暖中，网络上的信息更是诱惑了他们，从此开启了通往"断背山"的大门。

为什么说男男同性恋人群更容易感染艾滋病呢？

因为男男同性恋主要的性行为之一就是肛交，与异性性行为相比，直肠弹性不及阴道，且直肠黏膜的表面与阴道相比更薄，更容易破损。在直肠破损时，精液里含有的大量HIV很容易进入人体。男男同性恋缺少异性婚姻和家庭的约束和规范，往往无单一稳定的性伙伴，这大大提高了感染的可能性。同时，男男之间的性行为不涉及受孕的问题，且往往认为使用安全套会"不那么爽"，甚至有人了解安全套的作用以及艾滋病的危害，只是从外表判断对方不可能携带病毒，所以没有使用安全套，这些情况都导致男男同性恋人群安全套的使用率很低。所以，男男性行为中无保护的肛交是最危险的性行为，尤其是受方，感染率更高。

三、好奇心理和追求时尚、刺激的心理使他们对男男性行为也不排斥

大学生感染者中，还有很多是由于好奇心和追求时尚、刺激的放纵心理导致的。大学生正处于生理需求旺盛阶段，一方面是体内荷尔蒙的刺激，使他们比一般人更容易冲动，喜欢追求新鲜和刺激；另一方面，他们防范意识薄弱，自律性相对较差，有时甚至为了追求性快感而刻意不戴套，这导致他们更容易感染。

故事里的小肖家境不错，作为家里的独子，他备受家里长辈的疼爱。由于平时学习成绩不错，家长对他的管教也不那么严格。从初中开始，他觉得父母特烦，每天只会在他耳边喋喋不休地讲学习，好像除了学习就没有别的事可以跟他讲了，所以他不愿跟父母交流。

一个偶然的机会，他从手机上发现了一个同性恋的群，抱着好奇的心理，他进入了这个群，结果越聊越开心。他觉得这些"同志"风趣幽默，比自己父母更懂他，并在"同志们"的鼓励下初次品尝到了性的快感。从那以后，他欲罢不能，越陷越深，与各种认识的或不认识的"同志"发生无保护的性行为，并且为了追求快感还刻意不戴安全套，认为这样的日子是最快乐的日子。

小武在和第一任男友度过一段时间后，就被男友带进了一个"同志"圈子。大家喝酒、玩耍，疯狂地交换性伙伴。他说自己已经记不清对方的名字和样子，在短短的四个月时间里，他和十多位男性发生了无保护的性行为。

"青春，懵懂之痛"里的主角，从小就是个张狂乖戾的人。父母比较开明，支持他做自己喜欢做的事，所以他在很多方面都很随性。大学同学里不乏富家子弟，大家就一起泡吧、"high"酒、玩"双飞"。在酒精的作用下，和谁，是男人还是女人发生了性关系都不知道，就这样体验着不一样的感觉，更不懂得安全是什么，只是追求着刺激和快感，过着纸醉金迷的日子。

还有那位受到"小糖丸"迷惑的小康，家里父母做生意，平时给他的生活费比较充裕，极少管他。性格大方的他就经常请学长一起喝酒吃饭、去 KTV 唱歌。学长们觉得小康仗义，便经常一起玩乐。酒精、劲爆音乐、霓虹灯光的作用，让他感到无比新奇，甚至觉得自己无所不能。后来终于被人迷惑，和毒品结了缘，几天不吃"小糖丸"就感觉烦躁、不舒服，吃后又能体验那种极致的快感了。小康还变着法子带陪酒"小姐"开房、洗浴，有时甚至和好几个男男女女一起性乱群交。

这些同学，从小生活在优越的家庭环境中，家长的溺爱及放纵式的管理模式，使他们整日沉浸在自己的世界里，加上独生子女的孤独感及社会和网络社交软件的种种诱惑，激发了他们对未知事物寻求刺激的心态。他们迫切地希望离开"象牙塔"，感受外面的"花花世界"，却不知外面的世界很精彩，外面的世界也很无奈。

作为一名风华正茂、即将毕业的大学生，他们本该有着与其他大学生一样多彩的生活，但因为一方面对外面的世界充满了好奇，追求新鲜事物，追求性开放和性自由；另一方面，他们的防范意识相对薄弱，无节制、无安全措施的高危性行为，将他们彻底带入了万丈深渊。

交友软件流行，使一夜情及网友之间的"约炮"行为增多

随着互联网的使用和社交软件的流行，现代人寻找临时性伙伴成为非常便捷的事情。越来越多的人开始通过网络结识性伙伴，有时手机摇一摇就可以找到寻欢作乐的对象，享受随时满足需求、没有束缚、无须承担责任的性爱。

由于网络不是实名制的，所以人们在设置自己的资料时，不一定会使用真实的信息，甚至还可能随时更换自己的信息以保持匿名状态，这使得人们对性伙伴的姓名和性史一无所知，这就大大增加了性病、艾滋病的传播风险。

比如故事里的小华，在交友软件上找到了"猎物"。对方穿着暴露，语言刺激露骨，在不了解对方性史的情况下，小华毫无防备之心，结果不幸中招。

故事里的交换生阿魏，通过交友软件约了一位中年陌生人，外表干干净净的，阿魏误认为对方很安全，就大意到没要求对方使用安全套，就这样被感染了。

小方，他是知道男同圈子里比较乱的，加上之前在一些活动中和网络上都了解过艾滋病，知道得了艾滋病就是死路一条，所以还是有一定的防备心理的，平时都有用安全套的习惯。可是在好奇心的驱使下，他在软件上约了一个网友去酒吧看表演，结果晚上酒醉后被性侵感染了艾滋病。

在现实生活中，很多年轻人在一夜情或"约炮"的时候，第一次

通常会使用安全套，但是如果双方保持长期的性关系，安全套往往就成了可有可无的障碍物。

比如 H，他明白在男同的圈子里一夜情非常普遍，因性接触而染上梅毒甚至艾滋病的风险要高很多，开始时每次性行为都会使用安全套。但是放纵的时间久了，思想上就会放松，后来他和一个认识了很久的"基友"进行性行为时就有些大意，认为既然都这么熟悉了，也做过好多次，就没有采取安全措施。

其实，在这些通过网络"约炮"的性行为中，很少是有长期稳定的性关系的。性伙伴可以是 1 个、2 个、3 个，甚至更多……有一项针对男男同性性行为的调查表明，有 84.0% 的艾滋病病毒阳性的男同在与通过网络寻找的性伙伴发生性行为时没有使用安全套。在最近的 6 个月中，通过网络寻找性伙伴的人平均拥有 8.38 个性伙伴，而不通过这种方式的人平均只拥有 3.13 个。可见交友软件的出现，使得男同更方便地寻找性伙伴，同时也有更多的无保护的性行为。

检测率和自知率很低，加大了传播的风险

目前大部分学校和家庭都缺乏对孩子有效的性安全教育。学生的性知识大多来自于书本、杂志和网络，而男同学更多的是通过网络，甚至色情网站获得。这使得他们得不到健康、正确的性教育，很可能误入歧途，给自己，甚至给他人带来伤害。

有机构对广东 600 多名在读高校大学生进行了性传播疾病相关知识的调查，发现有 50% 的学生表示"有所了解"，有 23% 的学生表示"不了解"；在处理性病的问题上，有一半以上的学生表示会选择"自行去看病"，部分学生甚至选择"默默忍受"。可见大多数学生对于性问题都处于羞于启齿的状态，即使染病也不好意思去看，不敢面对。

有一些人即使有过高危性行为，但是或许因为艾滋病处于潜伏期，临床症状还未表现出来，让他们抱有侥幸的心理；还有一些人

甚至压根就不想知道自己是感染者，因为担心检测后根治不了却还要受到歧视，甚至找不到工作。这样的结果，不仅意味着自己本人错过了及早进行治疗的机会，也进一步增加了传播他人的风险。

科学链接：

> 有感染风险的人群因担心受到歧视而不愿检测，不了解自身感染状况会妨碍其接受预防及治疗措施，增加传播艾滋病的风险。艾滋病感染者因受到歧视不能积极面对生活，甚至可能产生报复和危害社会的念头，需要引起重视。

本章小结

仔细分析这些大学生感染艾滋病的原因，不难发现，其实很多案例都是因为大学生的好奇心、猎奇心以及缺乏危险意识导致的。大学阶段少了父母和老师的督促，网络环境也鱼龙混杂，各种社交软件流行，这使得年轻的他们面对复杂的社会环境无所适从，对于一些另类的行为难辨真伪。

另外，现代社会对性的开放程度和认可程度越来越高，导致性传播疾病的发病率逐年增加。加之这些年国内外一些同性恋题材的影视作品增多，社会多元化发展，对同性恋现象日趋包容，使得男男无保护同性性行为在青年男性群体中比前些年明显增加，而大学生的性知识和自我保护意识却相对滞后，由此引发的后果令人心痛。

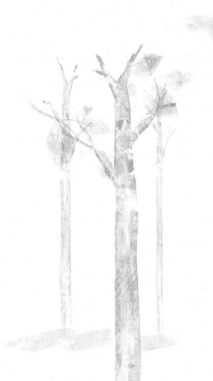

第四章

悔恨终身的折磨

——艾滋病有多危险，他们就有多后悔

看着同龄人忙碌地准备着毕业论文和社会实践活动，同为大学生的他们只能默默叹气。如果不是艾滋病，他们就跟同校的大学生一样，享受着五彩缤纷的大学生活，对未来怀有无限的梦想。但如今，这一切都已经成为一种奢望。虽然他们还可以跟其他人一样毕业甚至就业，但是他们心里的那个秘密成了随时可能引爆的定时炸弹，"未来"这两个字，在他们眼中变得遥不可及。

生理上的折磨让人痛苦不堪

感染艾滋病病毒后，最开始的数年至十余年可无任何临床症状。一旦发展为艾滋病，就可能出现各种临床表现。一般初期的症状如同普通感冒、流感样，可有全身疲劳无力、食欲减退、厌食、恶心、发热、虚弱、盗汗等，随着病情的加重，症状日见增多，如皮肤、黏膜出现单纯疱疹、带状疱疹、紫斑、血疱、瘀血斑、口腔和咽部黏膜炎症及溃烂等；以后渐渐侵犯内脏器官，出现原因不明的持续性发热、呕吐、腹泻、腹痛、便血、肝脾肿大；还可出现咳嗽、气促、呼吸困难、胸痛并发恶性肿瘤等；侵犯神经系统，会出现头晕、头痛、反应迟钝、智力减退、精神异常、抽搐、偏瘫、痴呆；侵犯心血管系统可发生心包积液、心肌炎、心内膜炎等；累及肾脏可引起肾病。后期常常发生恶性肿瘤，并发生长期消耗，体重迅速下降，消瘦特别明显，以致全身衰竭，如果得不到及时治疗会导致死亡。

一位感染者说，自己 2012 年有一次比较厉害的感染，得了带状疱疹，从胸口到手臂的方向长满疱疹，还伴随着剧烈疼痛。从带状疱疹发病到治愈前后四周的时间，他睡眠很不好，这是他在感染HIV 后第一次患其他疾病，当时只觉得异常痛苦，本不会在这个年纪生的病，一不留神都暴发了，让他瞬间觉得自己老了。还有一次比较严重的感染是 2014 年夏天，他不小心得了鼻窦炎，仅仅是一次不小心呛水导致的，当时发低烧没注意，后来高烧了才知道问题有多严重。

另一位感染者在知道检查结果后，开始抱着逃避的态度拒绝治疗。从 2015 年上半年开始，身体陆陆续续地出现异常。刚开始只是寻常的感冒乏力，后来莫名其妙地发烧，有时甚至持续一周，慢慢的，他发现身上的淋巴结都有不同程度的肿大，有时还会有皮疹，整天没有力气。这样的状况大概持续了半年多，他终于因为身体不堪重负，患阑尾脓肿在 2015 年 10 月下旬住进了医院，做了阑尾手术后还被确诊并发肠结核，要抗结核药物治疗一年；而且因为他的 CD4（艾滋病病毒攻击对象）检测结果下降明显，免疫系统受到严重损害，必须同时进行抗病毒治疗。一个月时间里，他瘦得皮包骨头似的，感觉死亡的脚步离自己越来越近了。

一般而言，艾滋病的潜伏期为 8～10 年，发病后 1～2 年内死亡。从浙江省疾控中心的统计数据可知，截至 2015 年年底，全省累计报告艾滋病感染者和病人 23087 例，死亡 1657 例，可见病死率很高。

精神上的压力更是沉重的枷锁

虽然随着社会发展程度的提高，人们的性观念日趋开放，但是在我国和许多西方社会里，艾滋病仍被认为与不道德行为有关，人们往往会把艾滋病和同性恋、性乱、卖淫嫖娼、吸毒等联系在一起，认为是自食其果，咎由自取。因此，一旦确诊为艾滋病，感染者和病人及其家属所要承受的心理压力和社会压力非一般疾病可比。

一、得知自己感染艾滋病后，大部分人除了需要承受生理上的病痛之外，还面临着无止境的心理煎熬：如何面对年迈的父母和关心爱护自己的朋友

小艾在得知自己感染艾滋病后，犹如遭受了重击，这个世界突然失去了所有的声音，不可能！不可能！不可能。后面医生说什么她再也没听见，如行尸走肉般，游离在这个世界之外。回到宿舍，她请了三天假，整天整夜躲在被窝里哭，又怕同学知道，只能死死地咬着被角。她不知道事情为什么会变成这样，她甚至想到了死。但看到手机屏幕上爸爸妈妈的笑脸，她只能流下无助的泪水。他们辛苦地把她养大，宠她、爱她，她怎么能抛下他们，让白发人送黑发人呢？但是她该怎么办？如果她的病被发现了，她的爸爸妈妈怎么活？同学又会怎么看她？她一脸茫然，泪流满面，不知道自己以后该怎么生活，她还能活多久。

病人刘浩开始并不想告诉家人，只是自己偷偷地吃药，尽管他深知这药物无法使他治愈，但他仍感谢这药，让他还有一丝生存的希望。时间一天天过去，每天吃药的举动还是引起了父母的注意。纸是包不住火的，考虑再三，刘浩还是将感染的事实告诉了他的父亲，但隐瞒了他是男同的事实，因为他不想家人再一次受到打击。当他向父亲说出"我得了艾滋病"这几个字时，泪水再也控制不住，决堤而下。父亲也傻了，他强忍着悲痛，假装镇静，安慰儿子。此时刘浩的内心无比自责，他发现自己的父亲顷刻间苍老了许多，作为儿子的他却无能为力。

下面再看看这两位同学的切身体会——

"得知检测结果的瞬间，我的眼前一片漆黑，仿佛天已经塌下来了，心里除了害怕还是害怕，我在想，'我是不是快要死了？我还能活多久？我该怎么办？我走了以后年迈的父母该怎么办？我怎么面对父母，怎么面对身边的同学和老师？'我觉得自己对不起身边的每一个人，特别是自己的父母。在农村生活的父母把我拉扯这么大，供我读大学，付出了太多太多，假期里看到父母为了攒够我的学费和生活费，每天早出晚归地干活，我真的很心疼，几次提出让父母少干点活别太累，可父母总是笑笑。每每想起父母为我付出的点点滴滴，我都觉得很揪心，本来总想着自己早点工作，早点赚钱孝敬父母的，可是现在，好像一切都晚了，我不敢再想象自己今后的路。"

"这是一种精神和肉体上的折磨与耻辱。我不再努力学习，不再联系同学朋友，就连走在路上都觉得自己是一个怪物，这种感觉非亲身经历是不能体会的，就像一只蚕，吐尽自己体内每一条丝，牢牢地裹着自己，感觉生活完全没有了希望。每当爸爸妈妈给我打电话时，我又必须故作镇定，语气和缓地告诉他们，我过得很好很快乐，让他们不要担心我，可是电话这头的我早就泪流满面了。我无法面对父母对我的爱与期盼，因为我认为现在所发生的一切只会给他们蒙羞，这比让我死一百次还让人难受，我每时每刻都煎熬着。"

二、无法面对异样的眼光，不得不忍受社会的有色眼镜

21 岁的小薛，两年前因尖锐湿疣去医院检查，当时给他诊治的医生询问了一番后，便叫他做梅毒和艾滋病的检测，当时小薛觉得医生是不是太夸张了，他只是来做个检查，有必要连梅毒和艾滋病一起检测吗？不过值得庆幸的是，小薛当时并没有拒绝。医生给他开了几张单子后便领着他去抽血化验，只听到医生对护士轻声说了一句"做个 HIV 检测"，当时那位抽血的检测人员一时没听清，又问了一遍"做什么？""艾滋病检测。"虽然当时医生说话很轻，却还是被后面在排队等待检查的其他病人听见了，大家下意识地退后了几步，齐刷刷地用异样的眼光看着小薛，其中还带着一丝轻蔑和鄙夷。小薛的心里很不是滋味，心想：我只是做个检测而已，又不是已经确诊了，有必要戴着有色眼镜来看待我吗？

科学链接：

> 性病可增加感染艾滋病的风险，特别是像梅毒、生殖器疱疹和软下疳等以生殖器溃疡为特征的性病。溃疡使 HIV 更容易入侵，因此患性病者应及时到正规的医疗机构诊治。

自从得知性传播是艾滋病的主要传播途径后，想到自己经历过的无安全措施的性行为，小强每天都生活在恐惧里。确诊后，他每时每刻都在回忆自己到底是怎么感染的，多希望时光能够倒流呀！

他疯狂地查询艾滋病信息，害怕自己的身体出现异常。当他看到艾滋病的并发症有肺结核时，立刻觉得自己胸口发闷、喘不过气来。网上说，艾滋病感染者免疫力特别低下，小强就特别注意卫生，每次接触公用的东西都会立马洗手，就怕把生活中的细菌带入体内。平时出入公众场合，他都戴着口罩，感觉周围人看他的眼神都变得不同了，充满了不耻和厌恶。他害怕去人多的地方，害怕与人交流。

另一个同学在得知自己得病后说："当疾控中心的医生通知我确诊为艾滋病感染者后，有一阵子我整个人都是崩溃的。上着一流大学的我居然会感染这种病？我觉得自己没脸面对家人和朋友，更担心自己的生命随时都会突然停止，最痛苦的是没有人可以倾诉。我根本没有心思上学，却还要在同学面前装作跟平时一样。这样的生活很累，很压抑。我很迷茫，不知道自己从哪里感染的，是文身还是滥交？我也很愤怒，凭什么偏偏就我得上这个病了！我想逃避，可是艾滋病病毒已经成为我身体的一部分，以后还会跟着我一起生活，直至死亡。有时我甚至想结束自己的生命，这样一切就全部消失了，一了百了……每天我都在这样的纠结中度过，甚至有一种错觉，似乎每个人都在远离我，看我的眼神也都不一样了，难道他们已经知道了吗？"

艾滋病感染者在得知自己确诊为艾滋病时，一般都会经历逃避、怀疑、恐惧、悲伤、愤怒、忧郁等一系列心理过程。有些人会以否认的方式来达到心理平衡，不相信自己会中招；一旦确诊后，又立即感觉自己被生活抛弃、被命运捉弄了，变得愤怒、悲伤，感觉自己无颜见父母、老师、同学和朋友，有的甚至产生绝望、轻生的念头，也有的甚至因此而报复社会。

不吃药就死的结局使服药成为伴随终身的紧箍咒

至今世界上还没有治愈艾滋病的药物和预防疫苗，一旦感染艾滋病病毒，如果不吃药，七八年后艾滋病感染者就可能发病，生理上的病痛折磨会给病人的学习、生活带来巨大影响，严重者有死亡的危险，因此需要通过药物来控制，而且吃药必须每天定时、定量，并且经常要去医院定期检查肝、肾功能。

刚开始吃药时，一般人还可能有药物的不良反应，如头晕、恶心等，但是仍然要坚持下去，终身规律服药。因为若不坚持规范治疗，艾滋病病毒会缓慢持续地破坏人的免疫系统，使病情发展迅速。目前的"鸡尾酒疗法"，就是将三颗药片同时服用，能够延缓发病。需要引起注意的是，一旦开始服药之后，就得每天在同一时间点坚持终身服药，漏服和晚服的危险性极高，而药物的依从性会导致耐药，以至于无药可医。

想到一旦开始治疗，就要不间断地终身服药，几乎所有病人的心情都是比较郁闷的。小林记得2014年8月的那天，当他第一次服药时的那个感觉。吃完药后他马上进入了睡眠状态，随之而来的就是一个接一个的噩梦。这样的状况持续了半个多月，那感觉就跟下地狱似的。

长期接受抗病毒治疗，给小林的肝和肾带来了巨大的负担，每隔三个月就要检查肝、肾功能，给他的生活带来了极大的不便，每次去检查时，他都跟做了亏心事似的瞒着家人。

当然，给小林带来最大影响的还是每天需要按时口服治疗药物，因为吃药需要定时，有时即使他白天小心翼翼地吃药，也会被周围的人看到，会问他，小小年纪吃什么药？小林总是欺骗他们是保健品。

其实他何尝不想正大光明地吃药，何尝不想得到周围人的关心，可是他不敢说，真的不敢说，他害怕，他怕回报给他的是各种歧视的眼神。小林也不敢告诉家人，他实在没有勇气告诉父母，不想让他们寄托在他身上的希望破灭了，所以他一直自己承受着。

对于服药后的反应，病人周军这样描述：服药之后的两个小时，进入了药效兴奋状态，有小小的晕眩感，这种短暂的兴奋感会持续大概几十分钟到一个小时。接下来，就是一段疲软期，一段非常要命的压抑期，它会放大你心里压抑的东西，翻出你所有不好的回忆，带你进入一个噩梦，直面你犯过的错、后悔的事。

周军所描述的心理状况是病人服药后的普遍反应。从服药开始直至将来，所有艾滋病感染者都被告知要终身服用药物，所以这种过山车式的喜怒哀乐每天都要来寻你一遭，这真的是一件极其痛苦的事情。一旦开始接受药物治疗，意味着你本来就艰辛的人生道路又开启了一道困难模式。当然，如果不吃药的话，只能是死路一条。

科学链接：

一旦感染艾滋病并开始接受抗病毒治疗，就需要终身服用抗病毒药物。通常来说，抗病毒药物应在医生的指导下，定时、定点、定量规律服用。服药初期，因个人身体情况不同，会出现不同程度的药物反应，如头晕、恶心等，但症状会在短期内自行消失。切忌因为身体出现药物反应而随意停药。随意停药容易使身体产生耐药性，从而增加治疗的难度。

工作就业上的歧视使梦想成为泡影

刘浩原本是一名师范专业的大学生，毕业后的第一年，他参加了县城的教师编制考试，顺利地进入笔试、面试。就在他离梦想越来越近的时候，他接到了市人民医院的电话。后来发生的一切大家肯定都猜到了，他因为查出 HIV 阳性失去了在学校教书当老师的机会。虽然在家人和疾控人员的帮助和鼓励下，刘浩开始重拾新的希望，开始新的工作。但是，他再也不能当一名光荣的人民教师了，这也许是他这辈子最遗憾的事情。

小王是一位品学兼优的学生，学院正保送他读研，最终 HIV 阳性的确诊结果如同无情的判决书，击碎了小王的一切美梦，他瞬间陷入了恐惧、绝望和愧疚之中。想起含辛茹苦的父母、想起身边的那些亲朋好友，他不知道该如何面对，更不敢想象今后的生活该如何走下去。学院刚刚保送他读研，可以说他的人生还没有开始就遭遇这样的不幸。还要不要继续读研深造？以后还能不能找到工作？对前途，他一片茫然。

以下几位同学也遭受了同样的情况——

小 A 自述：高三下半学期，同学们都忙于高考前的最后冲刺，我因提前收到了英国伦敦帝国学院的录取通知书，所以做起了赴英留学的一系列准备工作。记得那是一个雷电交加的午后，我突然接到了一个自称出入境检验检疫局岑医生的电话，告诉我血液中 HIV 检测结果呈阳性。从此，我就一直生活在深深的悔恨、自责中，恨我自己当初真不应该因为一时的失意而放纵自己，一错再错；也后悔自己当时竟然没有一点自我保护的意识和预防艾滋病的知识，一失足成千古恨。从那天开始，家里再也没有了往日的欢声笑语。看到父亲鬓角的白发在一天天增多，母亲偷偷地躲在角落里擦眼泪，想到自己作为家里唯一的男孩，以后不能正常结婚、生子，不敢坦然面对亲戚和同学，我好几次萌生了结束生命的念头。

小 B 说，从前自己很任性，任性地放弃了本科来读专科，任性地选择了家人反对的专业。在学校里，他成绩优秀，各种荣誉拿了个"大满贯"，也收获了属于自己的爱情，正幸福地规划着毕业后的美好生活。在外人看来，他处世如八月的骄阳般耀眼，而为人却像一月的冰霜那般高冷，不可一世。当得知自己 HIV 阳性后，高冷的他沉默了半天，想不通自己怎么可能会得艾滋病，以后自己将怎样生活。

平凡人的婚姻生活变成了他们的奢望

按照法律规定，艾滋病感染者有义务将感染或者发病的事实及时告知与其有性关系者。想想将来有一天，有个自己喜欢的人站在面前向你表白，但你又不得不拒绝，那该有多痛苦啊！

父母的帮助，再加上小峰个人的努力，毕业后他很快就考上了家乡的事业编制，过上了安稳踏实的生活。单位领导对小峰的能力和为人十分认可，令他在工作中如鱼得水，对未来充满了信心，他也有了令他满意的未婚妻，甚至到了谈婚论嫁的阶段。然而，一个晴天霹雳彻底把他打垮了——婚检中查出他得了艾滋病。最后他的未婚妻萱萱决定不跟他登记结婚了，小峰只能默默地接受这样的结果。对于结婚这件事，小峰的父母至今仍然想不通，他也没有将自己得艾滋病的事实告诉他们，他不想让他们担心，觉得这一切痛苦都应该由自己来承担。

在医生的整个告知过程中，小迪脸色苍白，紧紧地咬着下唇，低头沉默不语。此时，他内心对自己的男伴斌斌的愧疚远远超过了对感染艾滋病的恐慌，他觉得这一切都是自己咎由自取的后果，要不是他跟陌生人发生一夜情，就不会传染给无辜的斌斌。斌斌一直在向医生咨询关于以后能不能结婚生子的问题，小迪知道斌斌最担心的是不能兑现他对父母的承诺，小迪很后悔，他深深地爱着斌斌，却又亲手毁掉了他的未来。

在这些艾滋病感染者中，不乏真正渴望过正常婚姻生活的人。他们一方面渴望着真正的爱情，希望结婚生子，过正常人的家庭生活；另一方面又要面对自己的病情，面对家人的催婚又不敢将自己的病情告知家里的事实，其中的尴尬和痛苦可想而知。

染病的小 C 就深有体会——

"我因为放纵自己的行为，染上了不能治愈的艾滋病，毁了自己的终身幸福。我是多么想好好地对待一个女孩，然后结婚生子，过着简单而幸福的家庭生活呀！现在每次看到周围朋友过着很平凡的生活，我都会感到嫉妒，因为我做不到，我即使努力了也不能做到呀！

这些年来，身体上的伤痛对我来说已经没什么了，小病小痛就去医院，挺一挺就过去了。可是心理上的痛真是折磨人。大学毕业两年了，我到了适婚的年纪，家里催，朋友问，同事更殷勤。架不住形形色色人的关心，我只能找各种理由搪塞，其实心里只想说，求求你们了，放过我吧，我这辈子都不会有婚姻了。我最大的良心债不是别人，而是自己的父母，他们千辛万苦让我上大学，结果我却把他们的期望毁了，最后自己还得装作一切都没发生过一样，一直隐瞒他们。

以前我最喜欢的是过年，而现在我最讨厌过年，不是自己今年没挣到多少钱，而是他们安排一个个相亲对象的时候，我还要开开心心地去应付。他们越是期盼，我越是痛苦。"

科学链接：

艾滋病是一种传染病，艾滋病病毒感染者和艾滋病病人应主动告知性伙伴或配偶，若继续同他人发生无保护性行为则为故意传播。《艾滋病防治条例》第 38 条规定：艾滋病病毒感染者和艾滋病病人不得以任何方式故意传播艾滋病。故意隐瞒和传播艾滋病是一种极其不道德的行为，同时也违反了国家法律关于故意传播传染性疾病的规定，需要承担相应的法律责任。

本章小结

一旦感染艾滋病病毒，其危害可谓是致命的。艾滋病感染者需要终身进行治疗，长期服药可能会对肝、肾等代谢器官造成影响。另外，社会对感染者的歧视也常常给感染者及其家庭带来沉重的精神压力。晚期并发症的治疗可能给家庭和社会带来较重的经济负担和社会问题。

　　相比于一般人群，高校大学生是未来社会的主要就业力量，也是国家经济社会建设的栋梁，一旦染病，无论是对于他们自己的人生，还是对于家庭以及社会都是非常大的损失。最直接的危害就是毕业后的就业和婚姻问题，正是可以实现梦想的时刻，正准备展翅高飞，却被打下了飞翔的双翼，从此，再无享同龄人自由之可能。

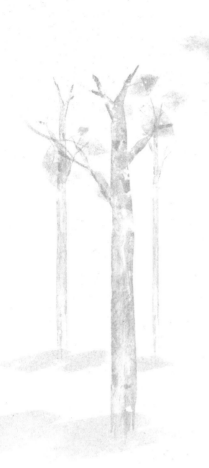

第五章

找回失去的天空

——如何正确对待艾滋病

从前面这些案例和故事可以看出，艾滋病除了大家普遍认为的吸毒、暗娼传播外，目前男男同性性行为已经成为性病、艾滋病的主要传播方式。虽然目前还不能治愈艾滋病，但是我国对艾滋病治疗有相关扶持政策，可相对减少病人及其家庭的经济负担和心理压力。

另外，感染了艾滋病病毒后，有较长时间才可能发病，只要安排好生活，乐观积极地面对病情，及时配合医生进行相关治疗，仍然可以正常生活多年。要始终相信，随着社会的进步和科学技术的发展，艾滋病总有一天会被治愈的。

值得欣慰的是，随着社会的不断进步，人们对性病、艾滋病的了解进一步加强，并逐渐认识到握手，拥抱，礼节性亲吻，同吃同饮，共用厕所和浴室，共用办公室、公共交通工具、娱乐设施等日常生活接触不会传播艾滋病，社会歧视有所减轻，病人的生活质量也明显提高。

那么，如果你或者你周围的朋友已经不慎感染了艾滋病病毒，该怎么办呢？正确的处理方式又是什么呢？

一旦有危险性行为就要去医院检测

一旦感染艾滋病病毒，有长达 8～10 年的潜伏期，其间多数人和正常人在外表上是一样的，无法从外表看出感染与否。有些人即使有一些症状，也并非艾滋病感染者所特有，因此要想了解自己是否感染艾滋病病毒，只能通过检测，这是唯一的途径。一旦有过不安全的性行为，就应该去正规医院及疾控中心进行检查。

由于 HIV 感染有窗口期，即使已经感染，在窗口期内仍无法检测到病毒。所以建议有高危性行为的人群，每三个月检测一次HIV。定期检测，不仅可以随时了解自己的健康状况，而且一旦发现阳转（由阴性变成阳性），也可以在第一时间介入抗病毒治疗，从而极大地降低身体受损的速度，提高自身生活质量。

小优在一个叫"我和基友的日常"的微博上看到有一个人讲述自己感染艾滋病的经历。当看到艾滋病的初期症状跟自己有点相似，也是发烧不退，他开始害怕，于是上网查寻哪里能够检测艾滋病。他发现在当地疾控中心就能检测，而且还是免费的，就找了一个空闲的日子去检测。在接到确诊电话的时候他是平静的，他知道自己终究是没能躲过这一劫。好在后来他听从了医生的嘱咐，得到了正规的治疗。

因此，如果有感染艾滋病的行为或怀疑自己可能受到了感染，可以像小优一样，求助于最近的自愿咨询检测门诊（VCT 门诊）。这些自愿咨询检测门诊通常设在当地疾控中心、医院或妇幼保健院里面。部分综合医院的皮肤性病科、社区卫生服务中心也可以进行艾滋病检测，还有一些社会组织也能够提供免费的艾滋病快速检测及咨询服务。这些自愿咨询检测门诊所提供的咨询和检测服务都是保密的，也是完全免费的，所以不必有太多的顾虑。

一旦检查结果是阳性的，就必须严格按照医生的医嘱，定期、规范地进行治疗。我们国家出台的"四免一关怀"政策就是鼓励那些高危人群尽早进行检查和治疗，给自己一个机会。

科学链接：

2004 年国家出台了"四免一关怀"政策。

"四免"指的是：对农村居民和城镇未参加基本医疗保险等保障制度的经济困难人员中的艾滋病病人免费提供抗病毒药物；在全国范围内为自愿接受艾滋病咨询检测的人员免费提供咨询和初筛检测；为感染艾滋病病毒的孕妇提供免费母婴阻断药物及婴儿检测试剂；对艾滋病病人的孤儿免收上学费用。

"一关怀"指的是：将生活困难的艾滋病病人纳入政府救助范围，按照国家有关规定给予必要的生活救济。积极扶持有生产能力的艾滋病病人。避免对艾滋病感染者和病人的歧视。

染病后要调整心态，接受现实

大多数感染者在得知自己确诊艾滋病后，都会产生震惊、拒绝、恐惧、报复、厌世等心理反应。这些反应是正常的，可以理解的，但这些情绪对自己的身体非常有害，不利于后续的治疗和康复。

患病后要正确认识自己，相信自己依然是有用的人，相信自己并不孤独，在社会上有许多人，包括亲属和朋友都在关心和帮助你。同时，要保持一颗平常心，了解感染艾滋病病毒并不是一种特殊情况，它在世界上许多地方都发生过，并且每天都在发生，任何人都有可能被感染。虽然目前艾滋病尚不能治愈，但已有药物能有效地控制病情。

小周在得知检查结果后就打电话告诉了父母，电话那头出现了短暂的沉默，然后爸爸对小周说："别怕，有爸爸在。"听到这句话，小周哭了，哭得稀里哗啦的，原来他不是一个人，他还有爱他的家人，顿时觉得心里暖暖的。2015年9月底，小周回到老家，在县城的疾控中心接受治疗。疾控中心的医生和医院的医生都很好，讲解了很多关于艾滋病的知识，到现在为止，小周已经服药好几个月了，一切都很好，和原来的生活没有太大区别。

晓武花了三天时间去接受"艾滋病感染者"这个事实，在极度痛苦中挣扎了三天，然后就坦然地继续过着他的生活。他没有隐瞒他的家人，把病情告诉了姑姑、表姐、堂姐、弟弟。他们知道后都伤心至极，有的去医院了解情况，有的打电话问医生，医生告诉他们，现在这个病还不能治愈，但是可以控制。家人听了之后，心里也就放心多了。现在，晓武已经开始接受治疗，家人们对晓武还是一如既往地好，很关心他，晓武也很爱他们，很感激有这么一群爱他的家人。

既然不能一死了之，病人小艾只能选择勇敢地面对。她通过上网，查到了疾控中心的联络方式，鼓起勇气拨通了电话，工作人员的语气里没有她所惧怕的歧视，反而很关心她，鼓励她要勇敢，说世界上还有很多人爱她，这让小艾很感动。在工作人员再三保证会保密的情况下，小艾包裹得严严实实的，去疾控中心见了那个跟她联系的工作人员。工作人员又帮她做了一次筛查，虽然结果依然是阳性，但是小艾已经不那么害怕了，因为工作人员帮她普及了很多艾滋病的知识，她渐渐了解到，只要积极配合治疗，她还是可以活很久的。

病人小林拿到确诊通知书后没有哭，也没有告诉任何人，只是脑子里一片空白。他回到自己租的房子里，一直逛"HIV 吧"，一直看帖子，一直寻找那个帖吧里的正能量。他看到一群群不认识的病友们互相鼓励，还慢慢了解到艾滋病的一些知识。他经常安慰自己，跟那些得了癌症或者白血病的病友们相比，他幸运多了，这只是慢性病，或许以后再过五年、十年，就有更好的治疗药物了。采用这种自我心理暗示法，小林渐渐地走出了困境。他还建议新的感染者，想发泄就发泄，把自己心里的不愉快都哭出来，这样会好一点。

越早服药才越有希望

目前，艾滋病虽然不能被彻底治愈，但并不意味着得了艾滋病就只有死路一条。如果没有抗病毒治疗，感染者经过 8～10 年的潜伏期后发病，过不了多久就会死亡。现在有了抗病毒药物，如果能保证依从性，坚持按时、按量服用，病人可以像高血压、糖尿病病人一样活很长时间。因此，艾滋病并不可怕，可怕的是你明知问题的严重性却因为无知、恐慌和害怕而错过了最佳治疗时期。因为如果检查结果是阳性的，却逃避治疗，其结果将是毁灭性的。

我们国家对艾滋病病人实行免费的抗病毒治疗，通过治疗，可以有效抑制艾滋病病毒，提高免疫能力，延缓病情，提高生活质量。也就是说，如果艾滋病病人能保证依从性，坚持按时服药，完全可以达到正常人的寿命。

虽然目前的治疗方法不能根除病人体内的艾滋病病毒，但通过有效的抗病毒治疗，可以降低病人体内的病毒载量，使大多数病人维持在检测不到的水平，帮助病人获得免疫功能重建或维持免疫功能，延长病人生命并提高生存质量。

事实上，实施抗病毒治疗后，确实大大降低了病人患艾滋病病毒相关疾病的发病率和死亡率。另外，抗病毒治疗后，病毒的传播率会大大降低，可以减少艾滋病的流行，保护未感染人群。

病人小孟说，在他开始抗病毒治疗之前，翻阅了大量资料，还加入了病友的聊天群，被他们提到的各种各样药物不良反应吓到了，什么肝肾功能损害、全身皮疹、脂肪分布转移、恶心呕吐等，服药后还需时常抽血化验，每天不能漏服药等等一系列的麻烦事。他当时想，这样痛苦不堪的日子何时才是头呀，产生了"反正治不好，还不如不治"的念头。后来在父母和医生的再三劝说和鼓励下，最终他还是抱着先接受治疗试试看的心态走进了定点医院的门诊室。专科医生明确地告诉他：及时发现，早期治疗，免疫功能很快就会恢复，药物不良反应也会大大减少。

病人小峰已经持续服用抗病毒药 8 个月了，情况比预期的要好，服药后并没有出现严重的药物反应，体内的 CD4 细胞也开始慢慢回升，他的心态渐渐平和了，开始接受艾滋病病毒感染的事实。现在的小峰改掉了以往的一些坏习惯，不再酗酒、熬夜，开始关注自身的营养和健康，反而感觉自己的身体比以前更好了，这让他对未来充满了希望。

另一位感染者说，刚得知自己患上艾滋病那会儿，有一种特别的恐惧感，害怕死亡，害怕别人知道，害怕传染给家人。在家里，他主动用自己的杯子、餐具，衣物也是分开换洗。虽然他知道日常生活接触不会发生传染，但他还是坚持如此。现在他早已在医生的建议下开始服药。刚开始服药的时候，药物不良反应非常明显，呕吐、反胃、头晕都让他恐惧，他担心感染各种疾病或是生命的终结，情绪很低落，不想说话，不想做事，什么都不想干。随着日子一天天过去，他的心绪慢慢平复了，一切又回到正常的状态中，学习、找工作又让他的生活充实起来，但每天服药的时候还是让他感到自己是艾滋病病人，体内存在艾滋病病毒，需要他每天与之斗争。

科学链接：

> 当人感染 HIV 后，体内的免疫系统就会持续遭到破坏，由此可能增加机会性感染、肿瘤等发生的概率。由于到目前为止还没有有效的治愈艾滋病的方法，因此艾滋病病毒感染者和艾滋病病人需要终身治疗。为了保证治疗的效果，艾滋病抗病毒治疗必须每天准时准点服用抗病毒药物。

不要让自己成为艾滋病的传染源

绝大多数艾滋病感染者开始时都没有任何症状，如同健康人一样，因此，自己也不知道是什么时候感染的，然而这些无症状的艾滋病病毒携带者却是最主要的传染源。

一般来说，艾滋病的传染源包括艾滋病病人及艾滋病病毒携带者。艾滋病病毒存在于感染者的体液和器官组织内，感染者的血液、精液、阴道分泌物、乳汁、伤口渗出液中含有大量艾滋病病毒，具有很强的传染性，故可通过输血、血液制剂、注射针、性交等方式感染。

艾滋病的预防方法就是切断感染途径。凡是有一定道德水准，具有行为能力的正常人，要做的就是自珍自爱、自我保护，让艾滋病传播终止。

对于这一点，单纯男孩小周深有体会。他说自己最恨的不是"他"感染了自己，而是"他"对他的态度。他自己内心再痛，也不会去害人，"己所不欲，勿施于人"。小周还奉劝那些有意无意去感染别人的人，好好待自己，更不要去伤害别人。另外，他想说的是每个人都要有自我保护意识，性生活不能过于随便，希望大家珍惜健康，关爱自己，在发生性行为时，做到正确、全程使用安全套。

因此，无论你是否已经有过性经历，无论你是男生还是女生，无论你是否已经感染艾滋病，我们都希望大家做到以下三点：

一、树立正确的性观念，这是养成良好的性道德的思想基础

只有性观念正确了，才能明辨是非，知道什么可以做，什么不可以做。有不少人觉得，中国在性方面走得太快了，某些自由度甚至超过了发达国家。尤其是互联网普及之后，两性关系也从单一走向多元，"约炮"、"网恋"、"一夜情"等名词不知从何时起，极大地冲击着人们的视觉神经和传统道德观念、伦理体系。

大学生已经到了生理发育的成熟期，对性的渴望和性行为的好奇可以理解，这是人的本性使然。但是，人是有意识、有智慧的高级动物，人的性要求、性行为必须通过一定的社会形式、社会规范、遵守一定的行为准则才能进行，性既不神秘、肮脏，也并非自由、放纵。美国著名心理学家詹姆士·杜布森在《正当青春期》一书中提出：对青春期的人在教他们生理知识的同时，一定要教给他们性道德。要让他们了解人体发育的奇妙，为成人后的婚姻和育儿做好准备，同时要让他们懂得克制性欲是必须做的一件事。这样才有助于青少年对性开放时髦保持冷静，对性冲动保持理性克制。

二、提倡固定性伙伴，尽量避免与非特定对象的性行为

随着社会开放程度的提高，人们的社交观念、婚姻观念与性观念逐渐开放，大学生人群对婚前性行为的接受程度也普遍提高。医学界基于防止性病、艾滋病传播为目的，普遍主张固定性伙伴，避免多重性伙伴。

由于艾滋病病毒存在于血液和精液等体液中，故一旦一方体内有病毒，就可能通过性交、肛交、口交等方式感染对方。因此限定性交对象，对于防止感染和控制蔓延都非常重要。一般来说，泪液、

唾液、汗液、尿、粪便等在不混有血液和炎症渗出液的情况下，传染性是几乎没有的，在公共场所感染艾滋病的机会也极小。

三、正确使用安全套

安全套在预防性病、艾滋病的过程中所发挥的作用是可以肯定的。美国曾经做过这样的实验，夫妻双方有一方感染的，有125人坚持使用安全套，另125人间断使用安全套，相隔两年以后，坚持使用安全套组没有感染，另一组间断使用安全套的有12人被感染了，因此安全套的预防作用是肯定的。

我们知道，如果有性病，感染艾滋病的可能性也会增大，性病能够控制得好，那么艾滋病的感染也会相应减少。就目前来说，高质量的安全套可以阻止艾滋病病毒的穿透，所以性行为中全程使用安全套是预防感染，使危险性降低的有效保护措施。

对于大学生来说，在性行为中使用安全套无疑是最有效的一层保护膜——不管对方说什么，不管你自己是不是喜欢戴套的感觉，最好还是戴上，毕竟这点感觉上的差别还是容易习惯的。

安全套的使用看似简单，但如果不正确使用，也会降低预防效果。因此，使用前必须了解安全套的使用程序和方法，检查有效期。过期的安全套不能用！注意：每次都要使用新的安全套；不使用凡士林、按摩油等油脂性润滑剂，也不可以用唾液润滑，因为这会使安全套易于破损，应该使用水性润滑剂；在肛交中应使用高强度的安全套。

总之，无论你是否已经感染，我们都提倡全程使用安全套，保护自己的同时也是在保护他人。

科学链接：

最新的科学研究表明，我国的男同艾滋病感染者的潜伏期要短于一般的感染者，潜伏期通常只有4～5年。在得到规范化抗病毒治疗后，阳性感染者传播艾滋病的概率也大大降低。因此，早发现和早治疗是在男同人群中预防艾滋病传播和增加临床治疗时机的重要措施。

做一些有益的事情让生活变得美好

对于感染者来说，做些对社会、对家庭、对自己有益的事，一方面可以淡化自己对艾滋病的恐惧心理，另一方面也可以建立自我，重塑信心，有利于治疗和改善病情。

比如可以参加一些社会公益活动，积极锻炼身体，外出旅游散心，重拾自己原来的兴趣爱好，当一名防控艾滋病的志愿者等等。给自己设立一些可以达到的短期目标和中长期目标，不断实现自我价值。

小艾接受治疗后，就经常和疾控中心的工作人员联系，工作人员也经常鼓励她、安慰她，提醒她及时拿药。她努力善待身边的人，更加孝顺父母，感觉每一分每一秒都十分珍贵。她更乐意参加各种志愿者活动了，努力帮助那些需要帮助的人，感觉只有这样，自己的生命才更有意义。

小孟得知检查结果后，坐在床上哭了一整宿，恨老天为什么自己做错了一次，便给了他永远不可饶恕的惩罚，更恨自己的所作所为。他把自己关在寝室里复习了整整两个月，顺利地考出了职业资格证书，继续做他的优秀大学生，最后以全额奖学金毕业。

一位感染者说，他辞去了原来忙碌的工作，离开了那个鱼龙混杂的圈子，重新找了份薪水虽然不高但却简单轻松的工作。除去每天坚持服药，平时休息的时间里，他重新拾起自己搁置许久的单反相机，来到乡间，走到野外，去寻找人间万物的点滴瞬间。

小强说旅行给了他极大的力量，他说："我刚上药不久，其实生活一点都没有发生变化，唯一改变的是更爱惜自己的身体了。我开始戒烟戒酒，开始不熬夜了，开始关心父母和朋友了。"经历这件事情后，他体会到活着是多么美好的一件事。小强还说，很幸运能生活在这样一个科技高速发展的年代，他相信治愈艾滋病并不是一件遥远的事情。

另一位感染者说，自己努力学习专业知识，积极参加社会公益活动，还每天坚持打篮球、跑步等体育锻炼，保持良好、健康的生活方式，他想把自己阳光、自信、优秀的一面呈现给同学、老师和家人。他经常以微信、QQ 等方式和医生不断地进行交流，尽量使自己保持健康向上的心态，去迎接和挑战人生中一个又一个的难题，耐心等待攻克艾滋病的那一天早日到来。

经过疾控中心医生的协调，阿魏加入了学校艾滋病防治干预志愿者团队，进一步学习了艾滋病防治的相关知识，也接触了很多同龄的学生，深深感受到：虽然现在资讯非常发达，社会风气相对开放，但是很多大中学生对于艾滋病防治知识还是存在盲区的，没有接受过专业知识的学习，对于传播途径不甚明白，甚至存在严重的侥幸心理，总觉得这类疾病离自己非常遥远。大多数同学对于安全套的作用仅知道可以避孕，认为只要是安全期就可以不戴套；而"同志"群体内，认知和行为分离非常严重，很多"同志"都以"不戴套"作为"约炮"重点，让人触目惊心。正因为有了这些切身体会，阿魏更加积极地投入到预防艾滋病的志愿者工作中。

小峰现在还经常参加疾控中心组织的各种艾滋病宣传活动，在充实自我的同时，也希望尽他的努力挽救那些徘徊在深渊边缘的人们。现在他作为疾控中心的一名志愿者，努力地在"同志"圈里宣传艾滋病，呼吁大家关注艾滋病问题，正视圈内严峻的艾滋病感染风险，不要避讳谈论如何预防艾滋病。他说不为别的，只希望像他这样的人越少越好。

他们想说……

以下这些文字都是故事里的大学生感染者发自肺腑的心声：

我想说，自己当时挺恨那个人的，恨那个人明明知道自己感染了却还要故意传染给我，后面想想又挺恨自己的，是自己的侥幸心理才让对方有这个机会。说到底就是自己没能做到100%的保护措施。

我想通过自己的故事，告诉更多的人，特别是大学生，要有自我保护意识，学会保护自己；要有较强的辨别能力，谨慎交友，小心身边所谓的"朋友"，不要存有任何侥幸心理。

我想劝解所有的大学生，只身在外，一定要对自己的身体健康负责任。在这个开放的社会，害人之心不可有，防人之心不可无；一定要进行安全的性行为，不要因为一时的头脑发热而误了自己的后半生，不要贪图一时的享乐而抱憾终身。生命只有一次，经不起太多的重复与摧毁。

我想说，没有高危人群，只有高危行为。虽然同性恋更有可能感染，但是"约炮"行为并不是只存在于同性恋之中，同样也存在于异性恋之中。我并不想说她们都是"白莲花"什么的，只是想说，戴了安全套是能极大程度地避免感染艾滋病的。我们平时很少会考虑疾病传播这方面的知识，总觉得艾滋病离我们很遥远，自己运气不会这么差。早知道会是今天这样的结果，谁愿意做出当初的选择呢？

我想对通过网络交友的朋友们说，爱情是专一的，当你获得和不同女孩做爱的性体验的时候，平淡的快乐就已经消失了，那种你所爱的人的一个眼神、一个表情、一个示爱动作，都会使你幸福、快乐的感觉就会不复存在，所以，无论你是如何看待人生、有着怎样的性爱观，我还是希望你能矫正自己的行为,过一个正常人的生活。对还管不住自己行为的人，我要说的是，不管你通过什么途径和陌生人发生性关系，最起码、最重要的是全程使用安全套！

我想对现在的年轻朋友，特别是大学生朋友说几句话：现在有许多年轻朋友将同性恋作为一种时髦来吹捧，特别是刚刚踏入这个圈子的学生，他们并没有很强的自我保护意识，或者说是抱着一种侥幸心理，认为艾滋病离自己很远，认为就一两次无保护的性行为并没有多大关系。我想说，如果你的性取向正常，请远离这个圈子；如果你认定自己是"同志"，那么也请珍爱自己，洁身自好，千万不要以"同志"的名义放纵自己去犯错。人生就像是一趟从起点开往终点的单程列车，机会只有一次，没有回程票可买，不要让自己的一时冲动留下终身的遗憾。有些错，错了，就再也回不去了。大学时光是人生中最美好的年华，请好好珍惜它、善待它，趁着年轻去追求美好的梦想，去拥抱应该享受的那些幸福。如果可以，我情愿自己是这个悲剧里的最后一个。

　　我想对大家说，一是男孩子轻易不要因为好奇而加入男同圈子寻求刺激，很多人就是这样一踏进去就深陷旋涡不能自拔；二是在男同圈内"约炮"千万不要抱有侥幸心理，每次性行为都要全程戴安全套，如果有了高危性行为，为了自己和家人的身体健康，要主动到疾控中心做检测；三是男同也可以有自己的精彩人生，不要自暴自弃，即使不结婚，也要有自己的人生奋斗目标，用自己的所学和特长开启自己的人生之路。

　　我想说的是，希望各位青少年朋友能以我为鉴，在美好的大学生涯里，以学业为重，努力提高自身素质，避免受到社会上不良风气的干扰。要时刻保持清醒的头脑，洁身自爱。不要存在任何侥幸心理，不要因为好奇而尝试婚前性行为。虽然我是一名艾滋病感染者，但我不认为自己是失败者，我已经为我的行为付出了代价，但在今后的道路上，我希望是光明的，也希望大家能行动起来，共同宣传艾滋病防治知识，减少社会对艾滋病病人的歧视，这样我们就能够和大家一样，更好地为自己、为父母、为家庭、为社会作出贡献。

本章小结

看到这些同学凤凰涅槃般的重生过程，我们感到非常欣慰。在得知自己染病后，第一要务是调整好心态，千万不可出现抗拒、逃避等心理，要及时配合医生进行相关的药物治疗，越早进行医治，拥有正常人寿命的机会就越大。反之，逃避甚至堕落，只会加速病毒对身体的侵害，从而失去宝贵的治疗时机和正常生活的机会。

我国《艾滋病防治条例》第三条明确规定：任何单位和个人不得歧视艾滋病病毒感染者、艾滋病病人及其家属。艾滋病病毒感染者、艾滋病病人及其家属享有的婚姻、就业、就医、入学等合法权益受法律保护。因此，艾滋病感染者也可以拥有和正常人一样的未来。

在本书的最后，我们想送给同学们一句广告上的话——越自律越自由！

附录

国务院《艾滋病防治条例》及学校预防艾滋病文件

附录1　国务院《艾滋病防治条例》

中华人民共和国国务院令（第 457 号）

《艾滋病防治条例》已经 2006 年 1 月 18 日国务院第 122 次常务会议通过，现予公布，自 2006 年 3 月 1 日起施行。

总　理　温家宝
二○○六年一月二十九日

第一章　总则

第一条　为了预防、控制艾滋病的发生与流行，保障人体健康和公共卫生，根据传染病防治法，制定本条例。

第二条　艾滋病防治工作坚持预防为主、防治结合的方针，建立政府组织领导、部门各负其责、全社会共同参与的机制，加强宣传教育，采取行为干预和关怀救助等措施，实行综合防治。

第三条　任何单位和个人不得歧视艾滋病病毒感染者、艾滋病病人及其家属。艾滋病病毒感染者、艾滋病病人及其家属享有的婚姻、就业、就医、入学等合法权益受法律保护。

第四条　县级以上人民政府统一领导艾滋病防治工作，建立健全艾滋病防治工作协调机制和工作责任制，对有关部门承担的艾滋病防治工作进行考核、监督。

县级以上人民政府有关部门按照职责分工负责艾滋病防治及其监督管理工作。

第五条　国务院卫生主管部门会同国务院其他有关部门制定国家艾滋病防治规划；县级以上地方人民政府依照本条例规定和国家艾滋病防治规划，制定并组织实施本行政区域的艾滋病防治行动计划。

第六条　国家鼓励和支持工会、共产主义青年团、妇女联合会、红十字会等团体协助各级人民政府开展艾滋病防治工作。

居民委员会和村民委员会应当协助地方各级人民政府和政府有关部门开展有关艾滋病防治的法律、法规、政策和知识的宣传教育，发展有关艾滋病防治的公益事业，做好艾滋病防治工作。

第七条 各级人民政府和政府有关部门应当采取措施，鼓励和支持有关组织和个人依照本条例规定以及国家艾滋病防治规划和艾滋病防治行动计划的要求，参与艾滋病防治工作，对艾滋病防治工作提供捐赠，对有易感染艾滋病病毒危险行为的人群进行行为干预，对艾滋病病毒感染者、艾滋病病人及其家属提供关怀和救助。

第八条 国家鼓励和支持开展与艾滋病预防、诊断、治疗等有关的科学研究，提高艾滋病防治的科学技术水平；鼓励和支持开展传统医药以及传统医药与现代医药相结合防治艾滋病的临床治疗与研究。

国家鼓励和支持开展艾滋病防治工作的国际合作与交流。

第九条 县级以上人民政府和政府有关部门对在艾滋病防治工作中做出显著成绩和贡献的单位和个人，给予表彰和奖励。

对因参与艾滋病防治工作或者因执行公务感染艾滋病病毒，以及因此致病、丧失劳动能力或者死亡的人员，按照有关规定给予补助、抚恤。

第二章 宣传教育

第十条 地方各级人民政府和政府有关部门应当组织开展艾滋病防治以及关怀和不歧视艾滋病病毒感染者、艾滋病病人及其家属的宣传教育，提倡健康文明的生活方式，营造良好的艾滋病防治的社会环境。

第十一条 地方各级人民政府和政府有关部门应当在车站、码头、机场、公园等公共场所以及旅客列车和从事旅客运输的船舶等公共交通工具显著位置，设置固定的艾滋病防治广告牌或者张贴艾滋病防治公益广告，组织发放艾滋病防治宣传材料。

第十二条 县级以上人民政府卫生主管部门应当加强艾滋病防

治的宣传教育工作，对有关部门、组织和个人开展艾滋病防治的宣传教育工作提供技术支持。

医疗卫生机构应当组织工作人员学习有关艾滋病防治的法律、法规、政策和知识；医务人员在开展艾滋病、性病等相关疾病咨询、诊断和治疗过程中，应当对就诊者进行艾滋病防治的宣传教育。

第十三条 县级以上人民政府教育主管部门应当指导、督促高等院校、中等职业学校和普通中学将艾滋病防治知识纳入有关课程，开展有关课外教育活动。

高等院校、中等职业学校和普通中学应当组织学生学习艾滋病防治知识。

第十四条 县级以上人民政府人口和计划生育主管部门应当利用计划生育宣传和技术服务网络，组织开展艾滋病防治的宣传教育。

计划生育技术服务机构向育龄人群提供计划生育技术服务和生殖健康服务时，应当开展艾滋病防治的宣传教育。

第十五条 县级以上人民政府有关部门和从事劳务中介服务的机构，应当对进城务工人员加强艾滋病防治的宣传教育。

第十六条 出入境检验检疫机构应当在出入境口岸加强艾滋病防治的宣传教育工作，对出入境人员有针对性地提供艾滋病防治咨询和指导。

第十七条 国家鼓励和支持妇女联合会、红十字会开展艾滋病防治的宣传教育，将艾滋病防治的宣传教育纳入妇女儿童工作内容，提高妇女预防艾滋病的意识和能力，组织红十字会会员和红十字会志愿者开展艾滋病防治的宣传教育。

第十八条 地方各级人民政府和政府有关部门应当采取措施，鼓励和支持有关组织和个人对有易感染艾滋病病毒危险行为的人群开展艾滋病防治的咨询、指导和宣传教育。

第十九条 广播、电视、报刊、互联网等新闻媒体应当开展艾滋病防治的公益宣传。

第二十条 机关、团体、企业事业单位、个体经济组织应当组织本单位从业人员学习有关艾滋病防治的法律、法规、政策和知识，支持本单位从业人员参与艾滋病防治的宣传教育活动。

第二十一条 县级以上地方人民政府应当在医疗卫生机构开通艾滋病防治咨询服务电话，向公众提供艾滋病防治咨询服务和指导。

第三章 预防与控制

第二十二条 国家建立健全艾滋病监测网络。

国务院卫生主管部门制定国家艾滋病监测规划和方案。省、自治区、直辖市人民政府卫生主管部门根据国家艾滋病监测规划和方案，制定本行政区域的艾滋病监测计划和工作方案，组织开展艾滋病监测和专题调查，掌握艾滋病疫情变化情况和流行趋势。

疾病预防控制机构负责对艾滋病发生、流行以及影响其发生、流行的因素开展监测活动。

出入境检验检疫机构负责对出入境人员进行艾滋病监测，并将监测结果及时向卫生主管部门报告。

第二十三条 国家实行艾滋病自愿咨询和自愿检测制度。

县级以上地方人民政府卫生主管部门指定的医疗卫生机构，应当按照国务院卫生主管部门会同国务院其他有关部门制定的艾滋病自愿咨询和检测办法，为自愿接受艾滋病咨询、检测的人员免费提供咨询和初筛检测。

第二十四条 国务院卫生主管部门会同国务院其他有关部门根据预防、控制艾滋病的需要，可以规定应当进行艾滋病检测的情形。

第二十五条 省级以上人民政府卫生主管部门根据医疗卫生机构布局和艾滋病流行情况，按照国家有关规定确定承担艾滋病检测工作的实验室。

国家出入境检验检疫机构按照国务院卫生主管部门规定的标准和规范，确定承担出入境人员艾滋病检测工作的实验室。

第二十六条 县级以上地方人民政府和政府有关部门应当依照本条例规定，根据本行政区域艾滋病的流行情况，制定措施，鼓励和支持居民委员会、村民委员会以及其他有关组织和个人推广预防艾滋病的行为干预措施，帮助有易感染艾滋病病毒危险行为的人群改变行为。

有关组织和个人对有易感染艾滋病病毒危险行为的人群实施行为干预措施，应当符合本条例的规定以及国家艾滋病防治规划和艾滋病防治行动计划的要求。

第二十七条 县级以上人民政府应当建立艾滋病防治工作与禁毒工作的协调机制，组织有关部门落实针对吸毒人群的艾滋病防治措施。

省、自治区、直辖市人民政府卫生、公安和药品监督管理部门应当互相配合，根据本行政区域艾滋病流行和吸毒者的情况，积极稳妥地开展对吸毒成瘾者的药物维持治疗工作，并有计划地实施其他干预措施。

第二十八条 县级以上人民政府卫生、人口和计划生育、工商、药品监督管理、质量监督检验检疫、广播电影电视等部门应当组织推广使用安全套，建立和完善安全套供应网络。

第二十九条 省、自治区、直辖市人民政府确定的公共场所的经营者应当在公共场所内放置安全套或者设置安全套发售设施。

第三十条 公共场所的服务人员应当依照《公共场所卫生管理条例》的规定，定期进行相关健康检查，取得健康合格证明；经营者应当查验其健康合格证明，不得允许未取得健康合格证明的人员从事服务工作。

第三十一条 公安、司法行政机关对被依法逮捕、拘留和在监狱中执行刑罚以及被依法收容教育、强制戒毒和劳动教养的艾滋病病毒感染者和艾滋病病人，应当采取相应的防治措施，防止艾滋病传播。

对公安、司法行政机关依照前款规定采取的防治措施，县级以上地方人民政府应当给予经费保障，疾病预防控制机构应当予以技术指导和配合。

第三十二条　对卫生技术人员和在执行公务中可能感染艾滋病病毒的人员，县级以上人民政府卫生主管部门和其他有关部门应当组织开展艾滋病防治知识和专业技能的培训，有关单位应当采取有效的卫生防护措施和医疗保健措施。

第三十三条　医疗卫生机构和出入境检验检疫机构应当按照国务院卫生主管部门的规定，遵守标准防护原则，严格执行操作规程和消毒管理制度，防止发生艾滋病医院感染和医源性感染。

第三十四条　疾病预防控制机构应当按照属地管理的原则，对艾滋病病毒感染者和艾滋病病人进行医学随访。

第三十五条　血站、单采血浆站应当对采集的人体血液、血浆进行艾滋病检测；不得向医疗机构和血液制品生产单位供应未经艾滋病检测或者艾滋病检测阳性的人体血液、血浆。

血液制品生产单位应当在原料血浆投料生产前对每一份血浆进行艾滋病检测；未经艾滋病检测或者艾滋病检测阳性的血浆，不得作为原料血浆投料生产。

医疗机构应当对因应急用血而临时采集的血液进行艾滋病检测，对临床用血艾滋病检测结果进行核查；对未经艾滋病检测、核查或者艾滋病检测阳性的血液，不得采集或者使用。

第三十六条　采集或者使用人体组织、器官、细胞、骨髓等的，应当进行艾滋病检测；未经艾滋病检测或者艾滋病检测阳性的，不得采集或者使用。但是，用于艾滋病防治科研、教学的除外。

第三十七条　进口人体血液、血浆、组织、器官、细胞、骨髓等，应当经国务院卫生主管部门批准；进口人体血液制品，应当依照药品管理法的规定，经国务院药品监督管理部门批准，取得进口药品注册证书。

经国务院卫生主管部门批准进口的人体血液、血浆、组织、器官、细胞、骨髓等，应当依照国境卫生检疫法律、行政法规的有关规定，接受出入境检验检疫机构的检疫。未经检疫或者检疫不合格的，不得进口。

第三十八条　艾滋病病毒感染者和艾滋病病人应当履行下列义务：

（一）接受疾病预防控制机构或者出入境检验检疫机构的流行病学调查和指导；

（二）将感染或者发病的事实及时告知与其有性关系者；

（三）就医时，将感染或者发病的事实如实告知接诊医生；

（四）采取必要的防护措施，防止感染他人。

艾滋病病毒感染者和艾滋病病人不得以任何方式故意传播艾滋病。

第三十九条　疾病预防控制机构和出入境检验检疫机构进行艾滋病流行病学调查时，被调查单位和个人应当如实提供有关情况。

未经本人或者其监护人同意，任何单位或者个人不得公开艾滋病病毒感染者、艾滋病病人及其家属的姓名、住址、工作单位、肖像、病史资料以及其他可能推断出其具体身份的信息。

第四十条　县级以上人民政府卫生主管部门和出入境检验检疫机构可以封存有证据证明可能被艾滋病病毒污染的物品，并予以检验或者进行消毒。经检验，属于被艾滋病病毒污染的物品，应当进行卫生处理或者予以销毁；对未被艾滋病病毒污染的物品或者经消毒后可以使用的物品，应当及时解除封存。

第四章　治疗与救助

第四十一条　医疗机构应当为艾滋病病毒感染者和艾滋病病人提供艾滋病防治咨询、诊断和治疗服务。

医疗机构不得因就诊的病人是艾滋病病毒感染者或者艾滋病病人，推诿或者拒绝对其其他疾病进行治疗。

第四十二条　对确诊的艾滋病病毒感染者和艾滋病病人，医疗卫生机构的工作人员应当将其感染或者发病的事实告知本人；本人为无行为能力人或者限制行为能力人的，应当告知其监护人。

第四十三条　医疗卫生机构应当按照国务院卫生主管部门制定的预防艾滋病母婴传播技术指导方案的规定，对孕产妇提供艾滋病防治咨询和检测，对感染艾滋病病毒的孕产妇及其婴儿，提供预防艾滋病母婴传播的咨询、产前指导、阻断、治疗、产后访视、婴儿随访和检测等服务。

第四十四条　县级以上人民政府应当采取下列艾滋病防治关怀、救助措施：

（一）向农村艾滋病病人和城镇经济困难的艾滋病病人免费提供抗艾滋病病毒治疗药品；

（二）对农村和城镇经济困难的艾滋病病毒感染者、艾滋病病人适当减免抗机会性感染治疗药品的费用；

（三）向接受艾滋病咨询、检测的人员免费提供咨询和初筛检测；

（四）向感染艾滋病病毒的孕产妇免费提供预防艾滋病母婴传播的治疗和咨询。

第四十五条　生活困难的艾滋病病人遗留的孤儿和感染艾滋病病毒的未成年人接受义务教育的，应当免收杂费、书本费；接受学前教育和高中阶段教育的，应当减免学费等相关费用。

第四十六条　县级以上地方人民政府应当对生活困难并符合社会救助条件的艾滋病病毒感染者、艾滋病病人及其家属给予生活救助。

第四十七条　县级以上地方人民政府有关部门应当创造条件，扶持有劳动能力的艾滋病病毒感染者和艾滋病病人，从事力所能及的生产和工作。

第五章　保障措施

第四十八条　县级以上人民政府应当将艾滋病防治工作纳入国民经济和社会发展规划，加强和完善艾滋病预防、检测、控制、治疗和救助服务网络的建设，建立健全艾滋病防治专业队伍。

各级人民政府应当根据艾滋病防治工作需要，将艾滋病防治经费列入本级财政预算。

第四十九条　县级以上地方人民政府按照本级政府的职责，负责艾滋病预防、控制、监督工作所需经费。

国务院卫生主管部门会同国务院其他有关部门，根据艾滋病流行趋势，确定全国与艾滋病防治相关的宣传、培训、监测、检测、流行病学调查、医疗救治、应急处置以及监督检查等项目。中央财政对在艾滋病流行严重地区和贫困地区实施的艾滋病防治重大项目给予补助。

省、自治区、直辖市人民政府根据本行政区域的艾滋病防治工作需要和艾滋病流行趋势，确定与艾滋病防治相关的项目，并保障项目的实施经费。

第五十条 县级以上人民政府应当根据艾滋病防治工作需要和艾滋病流行趋势，储备抗艾滋病病毒治疗药品、检测试剂和其他物资。

第五十一条 地方各级人民政府应当制定扶持措施，对有关组织和个人开展艾滋病防治活动提供必要的资金支持和便利条件。有关组织和个人参与艾滋病防治公益事业，依法享受税收优惠。

第六章 法律责任

第五十二条 地方各级人民政府未依照本条例规定履行组织、领导、保障艾滋病防治工作职责，或者未采取艾滋病防治和救助措施的，由上级人民政府责令改正，通报批评；造成艾滋病传播、流行或者其他严重后果的，对负有责任的主管人员依法给予行政处分；构成犯罪的，依法追究刑事责任。

第五十三条 县级以上人民政府卫生主管部门违反本条例规定，有下列情形之一的，由本级人民政府或者上级人民政府卫生主管部门责令改正，通报批评；造成艾滋病传播、流行或者其他严重后果的，对负有责任的主管人员和其他直接责任人员依法给予行政处分；构成犯罪的，依法追究刑事责任：

（一）未履行艾滋病防治宣传教育职责的；

（二）对有证据证明可能被艾滋病病毒污染的物品，未采取控制措施的；

（三）其他有关失职、渎职行为。

出入境检验检疫机构有前款规定情形的，由其上级主管部门依照本条规定予以处罚。

第五十四条　县级以上人民政府有关部门未依照本条例规定履行宣传教育、预防控制职责的，由本级人民政府或者上级人民政府有关部门责令改正，通报批评；造成艾滋病传播、流行或者其他严重后果的，对负有责任的主管人员和其他直接责任人员依法给予行政处分；构成犯罪的，依法追究刑事责任。

第五十五条　医疗卫生机构未依照本条例规定履行职责，有下列情形之一的，由县级以上人民政府卫生主管部门责令限期改正，通报批评，给予警告；造成艾滋病传播、流行或者其他严重后果的，对负有责任的主管人员和其他直接责任人员依法给予降级、撤职、开除的处分，并可以依法吊销有关机构或者责任人员的执业许可证件；构成犯罪的，依法追究刑事责任：

（一）未履行艾滋病监测职责的；

（二）未按照规定免费提供咨询和初筛检测的；

（三）对临时应急采集的血液未进行艾滋病检测，对临床用血艾滋病检测结果未进行核查，或者将艾滋病检测阳性的血液用于临床的；

（四）未遵守标准防护原则，或者未执行操作规程和消毒管理制度，发生艾滋病医院感染或者医源性感染的；

（五）未采取有效的卫生防护措施和医疗保健措施的；

（六）推诿、拒绝治疗艾滋病病毒感染者或者艾滋病病人的其他疾病，或者对艾滋病病毒感染者、艾滋病病人未提供咨询、诊断和治疗服务的；

（七）未对艾滋病病毒感染者或者艾滋病病人进行医学随访的；

（八）未按照规定对感染艾滋病病毒的孕产妇及其婴儿提供预防艾滋病母婴传播技术指导的。

出入境检验检疫机构有前款第（一）项、第（四）项、第（五）项规定情形的，由其上级主管部门依照前款规定予以处罚。

第五十六条　医疗卫生机构违反本条例第三十九条第二款规定，

公开艾滋病病毒感染者、艾滋病病人或者其家属的信息的，依照传染病防治法的规定予以处罚。

出入境检验检疫机构、计划生育技术服务机构或者其他单位、个人违反本条例第三十九条第二款规定，公开艾滋病病毒感染者、艾滋病病人或者其家属的信息的，由其上级主管部门责令改正，通报批评，给予警告，对负有责任的主管人员和其他直接责任人员依法给予处分；情节严重的，由原发证部门吊销有关机构或者责任人员的执业许可证件。

第五十七条 血站、单采血浆站违反本条例规定，有下列情形之一，构成犯罪的，依法追究刑事责任；尚不构成犯罪的，由县级以上人民政府卫生主管部门依照献血法和《血液制品管理条例》的规定予以处罚；造成艾滋病传播、流行或者其他严重后果的，对负有责任的主管人员和其他直接责任人员依法给予降级、撤职、开除的处分，并可以依法吊销血站、单采血浆站的执业许可证：

（一）对采集的人体血液、血浆未进行艾滋病检测，或者发现艾滋病检测阳性的人体血液、血浆仍然采集的；

（二）将未经艾滋病检测的人体血液、血浆，或者艾滋病检测阳性的人体血液、血浆供应给医疗机构和血液制品生产单位的。

第五十八条 违反本条例第三十六条规定采集或者使用人体组织、器官、细胞、骨髓等的，由县级人民政府卫生主管部门责令改正，通报批评，给予警告；情节严重的，责令停业整顿；有执业许可证件的，由原发证部门暂扣或者吊销其执业许可证件。

第五十九条 未经国务院卫生主管部门批准进口的人体血液、血浆、组织、器官、细胞、骨髓等，进口口岸出入境检验检疫机构应当禁止入境或者监督销毁。提供、使用未经出入境检验检疫机构检疫的进口人体血液、血浆、组织、器官、细胞、骨髓等的，由县级以上人民政府卫生主管部门没收违法物品以及违法所得，并处违法物品货值金额3倍以上5倍以下的罚款；对负有责任的主管人员和其他直接责任人员由其所在单位或者上级主管部门依法给予处分。

未经国务院药品监督管理部门批准、进口血液制品的，依照药品管理法的规定予以处罚。

第六十条　血站、单采血浆站、医疗卫生机构和血液制品生产单位违反法律、行政法规的规定，造成他人感染艾滋病病毒的，应当依法承担民事赔偿责任。

第六十一条　公共场所的经营者未查验服务人员的健康合格证明或者允许未取得健康合格证明的人员从事服务工作，省、自治区、直辖市人民政府确定的公共场所的经营者未在公共场所内放置安全套或者设置安全套发售设施的，由县级以上人民政府卫生主管部门责令限期改正，给予警告，可以并处 500 元以上 5000 元以下的罚款；逾期不改正的，责令停业整顿；情节严重的，由原发证部门依法吊销其执业许可证件。

第六十二条　艾滋病病毒感染者或者艾滋病病人故意传播艾滋病的，依法承担民事赔偿责任；构成犯罪的，依法追究刑事责任。

第七章　附则

第六十三条　本条例下列用语的含义：

艾滋病，是指人类免疫缺陷病毒（艾滋病病毒）引起的获得性免疫缺陷综合征。

对吸毒成瘾者的药物维持治疗，是指在批准开办戒毒治疗业务的医疗卫生机构中，选用合适的药物，对吸毒成瘾者进行维持治疗，以减轻对毒品的依赖，减少注射吸毒引起艾滋病病毒的感染和扩散，减少毒品成瘾引起的疾病、死亡和引发的犯罪。

标准防护原则，是指医务人员将所有病人的血液、其他体液以及被血液、其他体液污染的物品均视为具有传染性的病原物质，医务人员在接触这些物质时，必须采取防护措施。

有易感染艾滋病病毒危险行为的人群，是指有卖淫、嫖娼、多性伴、男性同性性行为、注射吸毒等危险行为的人群。

艾滋病监测，是指连续、系统地收集各类人群中艾滋病（或者艾滋病病毒感染）及其相关因素的分布资料，对这些资料综合分析，为有关部门制定预防控制策略和措施提供及时可靠的信息和依据，并对预防控制措施进行效果评价。

艾滋病检测，是指采用实验室方法对人体血液、其他体液、组织器官、血液衍生物等进行艾滋病病毒、艾滋病病毒抗体及相关免疫指标检测，包括监测、检验检疫、自愿咨询检测、临床诊断、血液及血液制品筛查工作中的艾滋病检测。

行为干预措施，是指能够有效减少艾滋病传播的各种措施，包括：针对经注射吸毒传播艾滋病的美沙酮维持治疗等措施；针对经性传播艾滋病的安全套推广使用措施，以及规范、方便的性病诊疗措施；针对母婴传播艾滋病的抗病毒药物预防和人工代乳品喂养等措施；早期发现感染者和有助于危险行为改变的自愿咨询检测措施；健康教育措施；提高个人规范意识以及减少危险行为的针对性同伴教育措施。

第六十四条　本条例自 2006 年 3 月 1 日起施行。1987 年 12 月 26 日经国务院批准，1988 年 1 月 14 日由卫生部、外交部、公安部、原国家教育委员会、国家旅游局、原中国民用航空局、国家外国专家局发布的《艾滋病监测管理的若干规定》同时废止。

附录2 教育部、卫生部关于进一步加强学校预防艾滋病教育工作的意见

教体艺〔2011〕1号

各省、自治区、直辖市教育厅（教委）、卫生厅（局），新疆生产建设兵团教育局、卫生局，部属各高等学校：

为认真贯彻落实《国务院关于进一步加强艾滋病防治工作的通知》（国发〔2010〕48号）要求，进一步加强学校预防艾滋病教育工作，特提出以下工作意见：

一、提高认识，深入开展学校预防艾滋病教育工作

预防和控制艾滋病，关系人民群众身体健康和社会经济发展，关系国家安全和民族兴衰。党中央、国务院高度重视艾滋病防治工作。各地区、各有关部门认真贯彻有关部署和要求，积极落实各项防控措施，艾滋病防治工作取得了积极成效，艾滋病疫情快速上升的势头有所减缓。但当前我国艾滋病防治工作面临着一些新情况：部分地区和人群疫情已进入高流行状态，艾滋病传播方式更加隐蔽，性传播已成为主要传播途径，男男性行为传播上升明显，有易感染艾滋病病毒危险行为的人群防控工作难度加大，一些地方对防治艾滋病存在认识和政策落实不到位等问题，防治任务仍然十分艰巨。艾滋病流行与人的行为、社会环境等诸多因素密切相关，至今世界上还没有治愈艾滋病的药物和预防疫苗，防治艾滋病重在预防。学校是开展预防艾滋病教育的重要场所，是向青少年传授预防艾滋病知识和技能的有效途径。加强学校预防艾滋病教育意义重大。

目前，一些地方教育行政部门和学校对预防艾滋病教育存在重视不够、教育面不足、针对性不强、教育效果亟待提高等问题。为此，各级教育、卫生行政部门一定要从保障学校师生员工身体健康和生命安全以及维护国家稳定和发展的大局出发，本着对青少年高度负责的态度，进一步增强责任意识，加大工作力度，继续认真落实国

家现行艾滋病防治政策以及学校预防艾滋病教育的相关要求，确保预防艾滋病教育在初中以上各级各类学校全面、深入有效地开展。

二、明确职责，建立推进学校预防艾滋病教育工作机制

各地教育、卫生部门要将学校预防艾滋病教育纳入本部门日常工作，在地方政府及艾滋病预防控制工作委员会的领导下，加强沟通，密切配合，建立推进学校预防艾滋病教育工作机制，共同做好学校艾滋病教育工作。

（一）教育行政部门

各地教育行政部门要主动争取卫生部门的支持与配合，共同研究制定推进本地区学校预防艾滋病教育工作有效开展的对策与措施；将预防艾滋病教育工作纳入年度工作计划及学校年度考核内容；组织开展学校预防艾滋病教育师资培训和教学研究工作；积极争取社会各方支持，为学校开展预防艾滋病教育提供教学资源及经费等；会同卫生行政部门指导督促行政区域内学校落实国家及其相关部门对学校预防艾滋病教育的政策要求。

（二）卫生行政部门

各地卫生行政部门要将学校预防艾滋病教育工作作为艾滋病防治工作的重点，积极帮助教育行政部门和学校筹集预防艾滋病教育经费；会同教育行政部门建立学校预防艾滋病教育工作定期会商制度，针对当地艾滋病疫情，特别是青少年感染艾滋病的疫情，共同研究制定推进本地区学校预防艾滋病教育工作有效开展的对策与措施；会同教育行政部门指导督促行政区域内学校落实国家应对艾滋病流行的政策与措施；组织疾病预防控制机构等医疗卫生机构为学校开展预防艾滋病教育工作提供技术指导和服务。

（三）疾病预防控制机构

各地疾病预防控制机构要按照当地卫生、教育行政部门的要求，协助开展预防艾滋病健康教育师资培训，指导学校预防艾滋病宣传教育活动，为学校开展预防艾滋病教育工作提供专业指导和技术服务。

（四）学校

在教育、卫生行政部门的指导和疾病预防控制机构的技术支持下，将预防艾滋病教育纳入本校教育教学计划和年度考核内容，保障预防艾滋病教育教学课时、教学材料、师资与经费，切实落实初中及以上学生学习艾滋病防治知识的规定。充分调动学生参与艾滋病防治工作的积极性，组织开展形式多样的预防艾滋病宣传教育活动。

三、明确任务，保障学校预防艾滋病教育教学工作

各地教育行政部门和高等、中等学校，要切实按照国家对学校预防艾滋病教育工作的部署和各项要求，将艾滋病综合防治知识、无偿献血知识纳入学校教育教学计划，确保到 2015 年，100% 的普通中学、中等职业学校、高等学校每学年按照规定要求开展艾滋病综合防治知识专题教育或宣传教育活动，90% 以上的学生掌握艾滋病综合防治知识。

充分发挥课堂教学的主渠道作用。采取切实措施，确保落实初中学段 6 课时、高中学段 4 课时的预防艾滋病专题教育时间，确保落实高等学校每学年不少于 1 课时的专题讲座时间，通过专题教育和专题讲座向学生传授预防艾滋病知识和技能。

充分利用多种形式开展经常性宣传教育。学校图书馆或阅览室应根据师生人数配备相应数量的预防艾滋病、远离毒品、无偿献血等相关知识的科普读物，供师生开架阅读或借阅；校园宣传栏中应设有相对固定的艾滋病防治宣传园地，定期更新内容；校园网中设置相对固定的艾滋病防治宣传栏目；校园广播、闭路电视等不定期地宣传预防艾滋病科普知识；通过图书馆（阅览室）、宣传栏、校园广播、校园网等宣传平台，全面宣传普及艾滋病综合防治知识。每年 12 月 1 日"世界艾滋病日"，通过同伴教育、主题班会、绘画、读书活动、知识竞赛、宣传栏、校园广播、校园网、图片展览等多种形式，组织开展具有一定规模的预防艾滋病宣传教育活动。

四、分类指导，加大推进高等学校及中等职业学校预防艾滋病教育工作

各地教育、卫生行政部门要在全面落实预防艾滋病教育各项措施的基础上，根据高等学校、中等职业学校的学生特点及当地艾滋病疫情特点和防控工作需要，加强对高等学校及中等职业学校艾滋病防控工作的指导，研究制定符合学校实际的宣传教育策略和干预措施，预防和遏制艾滋病在青少年人群中的传播。

高等学校和中等职业学校要通过专题讲座、选修课、网络教育等，全面普及预防艾滋病、禁毒、无偿献血、性与生殖健康等艾滋病综合防治知识，提高学生自觉规避影响健康的危险行为的能力，树立正确的人生观、价值观，形成健康文明的生活方式。注重教育的普及性，在新生入学体检中要向每一个新生发放预防艾滋病教育处方，在入学教育中要开展不少于一课时的艾滋病综合防治知识教育；医学院校、师范院校要将艾滋病综合防治知识教育内容纳入相关课程中。注重教育的针对性，对少数学生中存在的易感染艾滋病的危险行为，要通过健康咨询、同伴教育等形式，加强减低危害知识和措施的宣传教育，有效降低感染艾滋病病毒的风险。注重教育的实效性，要结合社会主义核心价值体系教育、心理健康教育、就业指导教育等，开展艾滋病防治宣传教育。充分调动校内各部门参与艾滋病防治工作的积极性，整合宣传部门、教务部门、学生工作部门、共青团组织、校医院、学生社团等各种资源，形成合力，共同推进高校艾滋病防控工作。充分调动高校学生参与艾滋病防治工作的积极性，发挥青年志愿者作用，将预防艾滋病宣传教育纳入学生暑期"三下乡"等社会实践活动的内容，鼓励他们参与社区预防艾滋病宣传教育活动。

五、加强能力建设，提高学校预防艾滋病教育效果

各地教育、卫生行政部门要重视预防艾滋病教师师资培训工作和教学教研工作。省级教育行政部门要对培训工作进行部署并做出

统一安排，将艾滋病防治政策和综合防治知识纳入中学校长和骨干教师培训内容，增强培训针对性和实效性。各地教育行政部门应根据学校预防艾滋病师资队伍多元化的实际，实行统一规范性培训，培训重点包括：艾滋病防治相关政策、艾滋病综合防治知识、以生活技能为基础的预防艾滋病教育教学方法等。各地卫生行政部门应配合教育部门开展培训工作，协助解决培训所需经费、培训资料和师资。

各级教研部门要把预防艾滋病教育教学研究纳入教研工作计划，将对学生的技能培养和行为养成作为预防艾滋病教育的重要内容，针对不同学段学生特点，开展以知识传播与技能培养相结合的教学研究工作。要帮助教师根据预防艾滋病教育教学需要和要求，创新预防艾滋病教育教学方法，设计适合学生实际的教学活动和案例，充分利用信息技术手段，制作教学用多媒体课件，提高预防艾滋病教育的教学质量和效果。

六、加强权益保护，保证受艾滋病影响儿童接受学校教育

各地教育行政部门和学校要在当地政府的统一领导下，与卫生、民政等部门密切配合，通过多种形式和渠道，认真落实相关政策，保障受艾滋病影响儿童接受教育的合法权益。在学前教育阶段、义务教育阶段、高中阶段和高等教育阶段家庭困难学生的资助体系中统筹解决受艾滋病影响儿童的资助问题，保证不让受艾滋病影响儿童因家庭困难上不起学或辍学。通过宣传教育，增进教师对艾滋病综合防治知识的了解，通过教师的关爱行动和心理辅导，引导学生平等对待受艾滋病影响儿童，及时化解受艾滋病影响儿童的心理问题和学习困难。利用家长会和"小手拉大手"等形式向家长宣传艾滋病综合防治知识、国家反歧视相关政策，减少对艾滋病的恐惧和对艾滋病病毒感染者及病人的歧视。

七、加强督促检查，增强开展学校预防艾滋病教育的执行力

各地教育、卫生行政部门应将预防艾滋病教育落实情况纳入教

育、卫生督导评估及有关专项工作检查内容，定期对学校该项工作开展情况，特别是落实预防艾滋病专题教育课时或专题讲座、开展师资培训、配备教学材料、开展多种形式艾滋病宣传教育活动以及提高学校师生艾滋病综合防治知识知晓率等工作进行检查与督促，以保证接受九年义务教育之后的青少年都掌握必要的预防艾滋病知识。检查结果要及时向受检查地区教育、卫生行政部门和学校反馈，并向同级人民政府报告。

教育部、卫生部

2011 年 5 月 11 日

附录3 国家卫生计生委办公厅、教育部办公厅
关于建立疫情通报制度进一步加强学校
艾滋病防控工作的通知

国卫办疾控发〔2015〕40号

各省、自治区、直辖市卫生计生委、教育厅（教委），新疆生产建设兵团卫生局、教育局，部属各高等院校：

多年来，各地认真贯彻落实国家关于学校预防艾滋病教育工作方面的政策措施，结合本地实际，做了大量工作，取得了积极进展。但近年学校特别是高等院校（以下简称高校）艾滋病防控工作出现了一些新情况和新问题，一些地方学生艾滋病疫情上升较快，传播途径以男性同性性传播为主，部门间疫情信息沟通不畅，部分学校预防艾滋病教育工作不到位，学生自我保护意识不强。为进一步加强学校艾滋病防控工作，保障学生身体健康，现通知如下：

一、建立学校艾滋病疫情通报制度

各地要在健全学校预防艾滋病教育工作机制基础上，建立艾滋病疫情通报制度和定期工作会商机制。卫生计生行政部门至少每半年向当地教育行政部门通报辖区学校学生艾滋病疫情情况，共同分析疫情发生原因和影响因素，研究解决工作中存在的问题，制定防控工作的对策与措施。疾病预防控制机构要在当地卫生计生和教育行政部门协调指导下，按照属地管理的原则，通过会议、疫情通报等方式，定期向有关学校通报本校学生艾滋病疫情。学校要根据本校实际，与疾病预防控制机构合作，共同采取防控措施，并及时向当地教育行政部门报告。

二、提高学校预防艾滋病教育工作的覆盖面和针对性

各地要按照教育部、原卫生部《关于进一步加强学校预防艾滋病教育工作的意见》（教体艺〔2011〕1号）要求，切实落实各项学

附录 国务院《艾滋病防治条例》及学校预防艾滋病文件

109

校预防艾滋病教育措施，特别要认真落实初中学段 6 课时、高中学段 4 课时预防艾滋病专题教育时间，认真落实高校和中等职业学校在新生入学时发放预防艾滋病教育处方、在入学教育中开展不少于 1 课时的艾滋病综合防治知识教育等任务，确保高校每学年每个在校学生不少于 1 课时预防艾滋病专题讲座时间。

各地要将预防艾滋病教育与性健康教育有机结合，积极探索适合不同学段学生身心发育、认知能力的性健康教育内容和方式，将性道德、性责任、预防和拒绝不安全性行为作为教育重点，提高教育的针对性和效果。要注重发挥家长在学生形成正确价值观和性观念方面的重要作用，通过共同努力，提高学生自我防护能力。

高校、中等职业学校要建立教务、学生工作、共青团组织、校医院等部门共同推进预防艾滋病教育的工作机制，要明确牵头单位，确保工作到位。充分调动学生参与艾滋病防控工作的积极性，发挥青年志愿者作用，支持学生社团、大学生青年志愿者，通过同伴教育、健康咨询等形式，传播预防艾滋病知识，提高学生的自我保护意识和能力。要将学生参与预防艾滋病宣传教育活动统筹纳入学生志愿者服务管理，在资金、场所等方面提供支持，疾病预防控制机构要给予技术支持。

各省（区、市）要在高校、中等职业学校开展预防艾滋病教育试点工作，以问题为导向，以需求为目标，通过典型案例，提高教育的有效性，探索预防艾滋病知识的普及教育与针对有特殊需求学生的干预服务相结合的模式，及时总结经验，逐步推广。教育部和国家卫生计生委将选择部分高校开展试点工作。

三、加强艾滋病自愿咨询检测和行为干预的服务工作

各地疾病预防控制机构要合理设置艾滋病自愿咨询检测点，为高校、中等职业学校学生提供免费咨询检测服务，方便有意愿的学生寻求咨询检测。学校要向学生提供咨询检测点的分布和联系方式等信息，通过宣传教育，引导有易感染艾滋病行为的学生主动寻求

咨询检测服务。疾病预防控制机构要在学校协助下，针对有男性同性性行为的学生开展行为干预工作，通过减低危害和同伴教育，降低感染艾滋病的风险；对于发现的感染艾滋病学生，及时提供告知、心理咨询服务，加强随访管理，防止艾滋病进一步传播；对于符合治疗标准的学生艾滋病病人，医疗机构要提供规范化的治疗服务。

四、强化学校艾滋病防控工作保障

地方各级卫生计生、教育行政部门要加强对学校艾滋病防控工作的领导和协调，将学校预防艾滋病工作纳入本部门日常工作，建立学校艾滋病防控专家指导组，为学校提供技术指导和专业咨询服务。要落实防控责任，定期对学校艾滋病防控工作进行督查，及时通报考核和检查结果，对发现的问题，限期整改。地方各级卫生计生行政部门要将学校艾滋病防控工作纳入当地艾滋病防治规划，给予指导和技术支持。地方各级教育行政部门要将预防艾滋病教育及性健康教育等内容统筹纳入相关学科教师培训内容，强化其责任意识，保证必要的工作经费，配备适宜教学材料，为学校预防艾滋病教育开展提供支持。要发挥教学研究机构及行业学会的作用，多途径、多形式组织开展艾滋病综合防治知识的教研和宣传教育活动，制作教学用多媒体课件，提高预防艾滋病教育的教学质量和效果。国家卫生计生委和教育部将对学校艾滋病防控工作进行督导检查，并通报检查结果。

附录4　浙江省教育厅、浙江省卫生计生委关于 进一步加强学校预防艾滋病工作的通知

浙教体〔2015〕12号

各市、县（市、区）教育局、卫生计生委（卫生局），各高等学校，省疾控中心：

为贯彻落实《艾滋病防治条例》《国务院关于进一步加强艾滋病防治工作的通知》，有效遏制艾滋病在我省青少年人群中的增长势头，针对当前和今后一段时期我省学校艾滋病疫情及防治工作需要，现就进一步加强全省学校预防艾滋病工作提出如下意见：

一、建立卫生、教育部门学校艾滋病防治工作通报会商制度

建立健全由省卫生计生委、省教育厅等部门组成的会商机制，定期商讨通报学校艾滋病疫情，共同商讨推进学校预防艾滋病工作有效开展的对策与措施，制订实施方案。市、县（市、区）两级卫生行政部门和教育行政部门之间，疾控中心和学校之间也要建立定期联络机制，适时根据本地疫情形势，研究制定推进本地区学校艾滋病防治工作的对策与措施，促进防治艾滋病各项要求在学校的落实，有效防控疫情。

二、建立责任区制度

按照行政区划和属地管理原则，按职责分别落实各级教育、卫生部门对辖区内学校预防艾滋病疫情防控、指导的责任，制定具体的任务目标。各级教育行政部门和学校具体做好学校卫生管理、校园稳定、健康教育等工作，各级卫生部门应加强业务指导。各级各类学校要明确分管领导和相关职能部门，指定具体机构和人员负责本校预防艾滋病教育教学工作，将艾滋病防治工作列入学校年度计划，组织落实学校预防艾滋病教育工作，及时处理学校在预防艾滋病教育工作中出现的各种情况和突发事件。

三、加强学校艾滋病监测，健全监测体系

各级卫生行政部门要加强指导与监测，扩大高校艾滋病监测哨点，定期开展学校预防艾滋病工作调研。利用学校网络平台，开设免费咨询检测转介网页，鼓励在校大学生积极主动接受艾滋病自愿咨询检测服务，提高咨询检测服务的可及性。要积极发挥疾控机构、社区卫生服务机构、学校医务部门的作用，利用学校辅导员队伍等，做好感染艾滋病学生的教育工作，加强感染艾滋病学生的心理辅导和生活教育。认真落实在校学生感染者和病人的随访管理，为其提供针对性咨询、指导、转介和抗病毒治疗服务，改善病人生活质量，避免疾病传播蔓延。

四、建立学校防控艾滋病协调组织机制

高等学校要建立卫生防疫与健康安全领导小组，由分管校领导任组长，医院、学工、团委、宣传、教务、后勤等职能部门共同参与，将艾滋病监测列入学校年度计划，组织校医院等部门专职人员开展艾滋病预防工作。构建学校疫情互通信息，建立学校内部各部门之间、学校与学生家长之间、学校与当地卫生疾控机构之间的联系网络和通报机制，及时把艾滋病疫情和有关防艾知识通报家长，通过家校互动实施快速反应，落实相应的教育、防控、监督措施。

五、建立专家指导队伍，为学校艾滋病防治工作开展提供专业指导和技术支持

组建艾滋病防治专家队伍，为学校开展艾滋病防治工作提供专业指导和技术服务，深入学校开展艾滋病防治宣传讲座、志愿者培训等活动。省疾控中心要为全省高校校医、辅导员队伍等提供艾滋病防治师资培训。各级教育、卫生行政部门要组织开展当地学校健康教育师资培训，将艾滋病防治政策和综合防治知识纳入中学校长和教师继续教育培训内容，各地卫生部门要加强技术指导，协助解决培训所需经费、培训资料和师资。积极探索建立校外专家组授课

培训制度，聘请有关医学、心理学、社会学、教育、公共卫生等领域的专家为学生讲授防艾知识，或者为学校培训师资，为学校开展预防艾滋病教育工作提供专业指导和技术服务。

六、落实预防艾滋病教育课程，加强艾滋病宣传活动

按照国家对学校预防艾滋病教育工作的部署，将艾滋病综合防治知识、无偿献血知识纳入学校教育教学计划，确保到 2015 年，100% 的普通中学、中等职业学校、高等学校每学年按照规定要求开展艾滋病综合防治知识专题教育或宣传教育活动，学生掌握艾滋病综合防治知识要做到全覆盖。落实初中学段 6 课时、高中学段 4 课时的预防艾滋病专题教育时间，确保落实高等学校每学年不少于 1 课时的专题讲座时间，通过专题教育和专题讲座向学生传授预防艾滋病知识和技能。开发大学生预防艾滋病宣传教育服务包，供高校开展艾滋病宣传教育时使用。充分调动高校学生参与艾滋病防治工作的积极性，探索设立大学生社团艾滋病防治项目，鼓励高校学生社团开展大学生艾滋病宣传教育活动。充分发挥青年志愿者作用，将预防艾滋病宣传教育纳入学生暑期"三下乡"等社会实践活动的内容，鼓励他们参与社区预防艾滋病宣传教育活动。开展世界艾滋病主题宣传日（12 月 1 日）等活动,结合学校艾滋病疫情和防治需要，开展多种形式的主题宣传活动。

七、保证受艾滋病影响儿童及青少年接受学校教育权益

各地教育行政部门和学校要在当地政府的统一领导下，与卫生、民政等部门密切配合，通过多种形式和渠道，认真落实相关政策，保障受艾滋病影响儿童及青少年接受教育的合法权益，依法保护受艾滋病影响儿童及青少年的隐私。在学前教育阶段、义务教育阶段、高中阶段和高等教育阶段困难学生资助体系中统筹解决受艾滋病影响学生的资助问题，保证不让受艾滋病影响学生因家庭困难上不起学或辍学。引导学生平等对待受艾滋病影响学生，向家长宣传艾滋

病综合防治知识、国家反歧视相关政策，减少对艾滋病的恐惧和对艾滋病病毒感染者及病人的歧视。

八、加强学校预防艾滋病工作督导检查

各地教育、卫生行政部门应将预防艾滋病工作落实情况纳入教育、卫生督导评估及有关专项工作检查内容，定期对学校该项工作开展情况，特别是落实预防艾滋病专题教育课时或专题讲座、开展师资培训、配备教学材料、开展多种形式艾滋病宣传教育活动以及提高学校师生艾滋病综合防治知识知晓率等工作进行检查与督促。省教育厅将学校预防艾滋病教育工作列入对学校平安校园建设和市（县、区）教育科学和谐发展年度业绩考核内容，推动教育系统预防艾滋病工作广泛深入开展。

浙江省教育厅、浙江省卫生计生委

2015 年 2 月 4 日